当代中医皮科流派临床传承书系

湖湘

皮科流派

杨志波　汪海珍◎主编

U0206036

中国健康传媒集团

中国医药科技出版社

内 容 提 要

　　湖湘皮科是著名的中医皮科流派。本书介绍了该流派的理论体系和诊疗特色，重点对该流派独具特色的内治和外治方法进行了详细阐述，并对流派用药经验、常用方剂、特色技法及优势病种做了较为全面的介绍，具有重要的临床价值。本书内容突出该流派的特色，贴近临床，可供皮肤科临床工作者和研究者参考使用。

图书在版编目（CIP）数据

湖湘皮科流派 / 杨志波，汪海珍主编 . — 北京：中国医药科技出版社，2025.1.
（当代中医皮科流派临床传承书系）
ISBN 978-7-5214-4916-7

Ⅰ . R275

中国国家版本馆 CIP 数据核字第 20249XE371 号

美术编辑　陈君杞
版式设计　也　在

出版　**中国健康传媒集团** | 中国医药科技出版社
地址　北京市海淀区文慧园北路甲 22 号
邮编　100082
电话　发行：010-62227427　邮购：010-62236938
网址　www.cmstp.com
规格　710×1000mm $^1/_{16}$
印张　12 $^3/_4$
字数　234 千字
版次　2025 年 1 月第 1 版
印次　2025 年 1 月第 1 次印刷
印刷　河北环京美印刷有限公司
经销　全国各地新华书店
书号　ISBN 978-7-5214-4916-7
定价　**39.00 元**

获取新书信息、投稿、为图书纠错，请扫码联系我们。

《当代中医皮科流派临床传承书系》
编委会

总　主　编　杨志波

执行总主编　周冬梅

副总主编　段逸群　刘　巧　李元文　李铁男

　　　　　　李　斌　曾宪玉

编　　　委（按姓氏笔画排序）

　　　　　王一飞　艾　华　叶建州　刘红霞

　　　　　闫小宁　杜锡贤　李　凯　李红毅

　　　　　李咏梅　李领娥　李福伦　杨素清

　　　　　邱桂荣　张　苍　张丰川　张晓杰

　　　　　张理涛　欧阳晓勇　段行武　贾　敏

　　　　　唐　挺　黄　宁　黄　港　龚丽萍

　　　　　崔炳南　谭　城　魏跃钢

编写秘书　张　苍

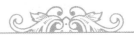

本书编委会

主　编　杨志波　汪海珍

副主编　祝柏芳　王军文　杨　柳　罗美俊子
　　　　　唐雪勇

编　委（按姓氏笔画排序）

王　畅　田　毅　向丽萍　刘　文

刘　宁　刘学伟　阳　欢　严伊宁

李小莎　李广瑞　吴佳珍　张予晋

周　蓉　周耀湘　赵　静　钟　良

徐　静　唐　情　黄　盼　彭友华

曾碧君　谭　诚　翟晓翔　潘　意

序

中医本无学术流派。上自伏羲一画，而分天地，阴阳肇始，要本一家。而后黄帝推演，问道于天师。神农尝百草，日遇七十二毒。乃有针药之分，其用针者，调神化气，以通神明，以虚无之术治有形之身。其用药者，浣涤脏腑，调剂水火，以有形之药而治无形之气。流派之分肇始于此。

《汉书·艺文志》载医学有房中、导引、经方、医经四家，其经方十一家。隋唐之际江南诸师秘仲景之书而不传，门户之见生，而医道遂晦。虽有真经在前，而用药之道著于时者自仲景、隐居、之才、元方、孙真人以降，十数人而已。

两宋南渡，文兴兵弱，禅、道并起，儒亦随之。乃有理学之盛，乃有鹅湖之辨，儒乃有门户之分，而格致之学为一时之选，时人共识。乃有巨富如东垣者、乃有名儒如丹溪者，由文学而入医学，以格致之学格天地而解病康，乃有思辨之学，乃有门户之分。故曰：儒之门户分于宋，医之门户分于金元，乃有四大家之说，易水、河间、东垣、丹溪。实一而四，四而一也。其理皆本于《内经》，其治皆本于仲景。流派也者，非各见道之一隅而已，须知一派之宗师，必得道之全貌而后乃可就其一端而阐扬。若未窥全豹而欲成一家之言语，开一派之先，未尝闻矣。

中医皮肤病内治源于外科消托补三法，复借鉴于内科脏腑经络之说，由学士儒生内观脏腑，思揣生克制化生旺休囚而有所见，实乃由学问而阅历者也。其外治法则，则传自民间匠人之手，出于临床实践，真由阅历而后成学问者也。

皮外科肇始神农。《本经》所言大半为外伤、疮疡、疥癣之用。后世刘涓子、陶隐居、巢元方、孙思邈，代有新出。而尤以元方《诸病》所论最详。然元方所论实乃一脉专精之术，而中医皮科流派，实则三派并存：元方其一也，外科东垣之术其二也，脏腑经络之术其三也。以此观之，今日流派，并无第四法门。

然皮外科之门开而未久：百年之前民病唯伤寒及疮疡求治于医，以其害人性命于朝夕，余则无论矣；食尚不足以果腹，衣不足以蔽体，疥癣皮毛非所得虑、所能治者。唯升平日久，民生富足，方有中医皮科产生，而燕京赵氏皮科流派为其发轫。1954年，赵炳南先生在当时的"中央皮肤性病研究所"建中医研究室开始，计算至今，中医皮肤科已历68载，庶几近乎知规矩也。众多外科名医、内科名医因使命之感召走入中医皮科行业。复有众多西医开中西结合一派，张志礼、秦万章、边天羽皆一时之选。各个医家互相切磋，如琢如磨。学术交融，互相渗透，而因其所处之时空不同，所治之患者各异，所用之学术模型各别，延绵六十年，各成家法，而成不同流派。

今者，中华中医药学会皮肤科分会专门组织国内专家编写《当代中医皮科流派临床传承书系》，经系统梳理，反复论证，确有独特学术体系且传承三代以上者，定为待扶持的中医皮科学术流派，曰：燕京赵氏皮科流派、燕京金氏皮科流派、盛京皮科流派、龙江皮科流派、齐鲁杜氏皮科流派、北京广安皮科流派、长安皮科流派、海派夏氏皮科流派、黔贵皮科流派、岭南皮科流派、天山刘氏皮科流派、石门皮科流派、吴门孟河皮科流派、盱江皮科流派、湖湘皮科流派、闽山昙石皮科流派、汉上徐氏皮科流派、津门皮科流派、四川文氏皮科流派。

世界之大，以变化为不易之理。从没有流派走向流派产生，是中医皮科学术发展的必经阶段。所谓流派者，非见解互相诋忤，实为各得乎中道，而就所见之患者，自医道之海略取一瓢，以解一方患者之疾苦者也。非为各得一道，道道不同。当知万本一源，众流归海。海也者，神农黄帝之学也，仲景华佗之术也。

众多流派的推出将使学术进一步繁荣，并将促进更广大的医生群体的学术交流，互融互通，互相激发。经过一定时间的充分交流，若干流派，必将再次融汇，产生更高级别的中医皮科学术共识，并带领中医皮科在更高的层面上开创新的学术流派。

作为本书的总主编，在此谨祝丛书能够充分展示各家学术思想，促进中医皮科学术传播与交流，祝愿在不久的将来，我们能够在流派碰撞的基础上，推动中医皮科学术水平达到新的高度。

杨志波

2022年10月

前言

古有诗云："湖南清绝地，万古一长嗟。"湖湘大地作为中医的重要发源地之一，孕育了无数医术精湛、德才兼备的中医大师。湖湘皮科在前辈们的辛勤耕耘下，形成了独具特色的学术流派。这些宝贵的经验，不仅为后世提供了诊治皮肤病的有效手段，更为中华医学瑰宝增添了重要的篇章。作为湖湘皮科流派传承者，我辈必在这一领域坚守与创新。

《湖湘皮科流派》一书，既有对湖湘皮科历史的总结，也有对当代乃至未来的展望。书中详细记录了湖湘历代医家在皮肤病诊疗上的临床心得、特色疗法以及对疑难病症的独到见解。这些宝贵的经验，不仅是他们智慧的结晶，更是代代传承的厚重积淀。

当今医学发展日新月异，中西医的碰撞与融合为临床带来了新的挑战与机遇。作为湖湘皮科的传承者与创新者，我辈肩负着两个重要使命：一是要继续深入学习和继承前辈们的宝贵临床经验，充分理解其中的精髓；二是要在此基础上结合现代医学的进步与技术，不断创新，探索更加高效、精准的诊疗方案。必须坚持"传承不泥古，创新不离宗"，在炎症性皮肤病领域深耕，推动湖湘皮科这颗大树持续开花结果。在新时代的中医发展浪潮中，发扬光大湖湘皮科的独特优势。

回望历史，展望未来。前辈们艰苦卓绝的努力为我辈铺就了通向医学高峰的道路，如何更好地传承并发扬光大这些宝贵的经验，是摆在我们面前的时代课题。作为年轻一代的湖湘皮科流派的医生，我们责任重大，唯有在临床中脚踏实地，钻研创新，才能不负重托，造福更多患者。

愿《湖湘皮科流派》一书，能够为中医皮科工作者和学习者提供丰富的学术营养，让我们在继承与创新的道路上走得更远、更稳。传承，是对历史的尊重；创新，是对未来的承诺。让我们不忘初心，继续前行！

汪海珍

2024 年 10 月

目录

第一章 流派概述

第二章 流派学术体系及学术特色

第三章　流派用药经验

第四章　流派常用方剂

第五章　流派特色技法

第六章　流派优势病种诊治经验

第一章

流派概述

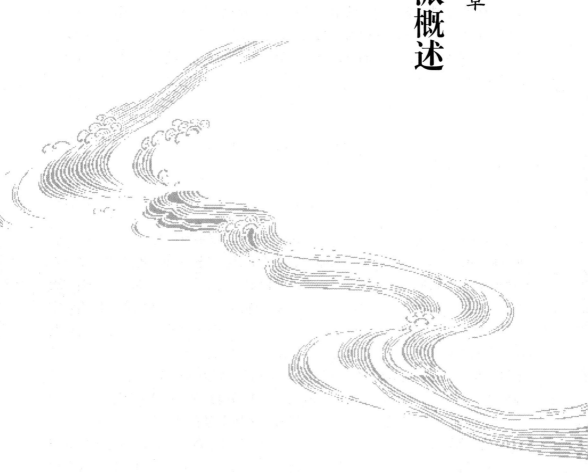

在中医学数千年漫长的发展历程中，学术流派作为中医药文化的核心传承载体日益受到重视，其对中医学的发展有着举足轻重的推动作用。古往今来，中医不仅涌现出了扁鹊、张仲景、孙思邈等一大批著名医家，而且形成伤寒、河间、攻邪、丹溪、易水、温补、温病等不同的学术流派，其相互之间的争鸣与渗透，又促进了中医学术的兴盛发展，使中医理论不断完善，临床疗效不断提高，最终形成了中医学"一源多流、百花齐放、百家争鸣"的学术流派特色，在一代又一代理论传承创新及临床经验积淀中，展现了中医学的勃勃生机。

中医皮肤科作为中医外科的分支，其学术思想与中医外科学术思想一脉相承，学术思想传承以学术流派为载体。学术创新必须有学术传承，学术传承是学术创新的基础。名老中医的学术思想传承和创新是历来中医发展的难点，许多流派及名家的学术思想因为后继无人或创新乏力而断代没落。在继承中医外科皮肤科学术流派思想的同时，湖湘皮科流派在学术上不断发展创新，得到了持续的发展。

第一节　流派产生的背景

一、湖湘地区地理、气候背景

湖南地处云贵高原向江南丘陵和南岭山脉向江汉平原过渡的地带，东、南、西三面环山，中部丘峦起伏，北部湖盆平原展开，沃野千里，形成了朝东北开口的不对称马蹄形地形，拥有复杂多样的山地、丘陵、岗地、平原、水面五大类地貌形态。湖南居长江之南，北邻洞庭，连湘、资、沅、澧四水，纵横湖南全境，终汇入长江，位南岭以北，湘中多为丘陵与冲积平原交错分布，土壤肥沃，丘陵森林广布，环境幽静。早在西汉《史记·屈原贾生列传》就有"长沙卑湿"相关描述，古人常将湖湘地区为代表的江南地区的总结为"卑湿"，即地势低、湿气重；长沙出土的三国时期的《走马楼吴简》中亦有不少关于"肿足"的记录，北宋时期《医心方》记载有"因居卑湿，湿气上冲，亦成脚气"。同时，湿热的气候环境，广布的森林、沼泽、河流，同样为蚊蚋蝇蠓等作为传染病媒介的节肢动物提供了良好的繁衍条件，长沙马王堆一号墓辛追夫人尸体组织中发现了大量血吸虫卵，历史上湖南地区多次记载有大规模的瘟疫、疟疾、麻风、脚气、血吸虫等传染病大规模流行。

湖南地处亚热带常绿阔叶林带，受季风影响颇大，属亚热带季风湿润气候。

冬季西伯利亚冷气团携北地寒流南下，多见雨雪冰霜，气候阴寒湿冷；夏季则低纬洋流暖气团盘踞，湿高热重；春夏之交处于冷暖气流交替过渡带锋面，大气旋涡运动频繁，气候阴湿多雨；盛夏之时，湘东、湘中地区受副热带高压脊控制，酿成酷热、暴雨；且自然蒸发量较高，以夏季为甚，蒸发量往往大于降水量。综上，湖湘地区气候具有受季风影响大、雨水足、温度高、易出现极端天气、湿度大、蒸发大等特点，因而湖湘地区六淫致病常以"风邪裹挟为先，湿邪上蒸，易酿生湿热"为主要特点，这亦为湖湘皮科流派多从"风、湿、热"三种主要外邪入手论治皮科疾病的学术思想的由来。

同时，这种亚热带季风湿润气候，适宜动植物的生长、繁殖，也为中药材的生长、种植和栽培提供了良好的环境。涟源龙山自古就有"天下药山""植物王国"美誉，张仲景、孙思邈、李时珍等都曾亲赴山中采药。湖南省现有药用动、植物种类 2000 余种，拥有 200 余重点中药材品种，其中包括枳壳、白术、玉竹、杜仲、金银花、茯苓、鳖甲等 41 种道地药材，堪称中药材资源大省。

二、湖湘地区的人文背景

湖湘文化的形成、发展与中原文化重心南移密切相关，融合兼收儒、释、道精神内涵，因丘陵广布、土地肥沃，陆路相对闭塞，而水系交通网络发达的地理环境特点，湖南历史发展进程中，逐渐形成一种内聚封闭、由外向内选择吸收型的文化，其人文特点有"源远流长、爱国主义、淳朴重义、勇敢尚武、经世致用、自强不息"等。作为中华文化的重要分支及思想流派，湖湘文化兼收并蓄，博采众长，既继承了中原文化的精华，同时又吸收湖湘本土文化的特色，其精神特点大体可概括为"爱国、创新、实学、开放"。总的来说，湖湘人民继承了祖先楚文化的浪漫主义情怀，心忧天下的爱国主义精神，拥有苗蛮文化骨血中的敢为人先的开创思想，并融合吸收中原文化及本土潇湘文化，进一步发展经世致用的理学思想。

淳朴勇武的性格特质赋予了湖湘医家辨病辨证、遣方用药时专病专治且药效猛专的特点；在经世致用的思想影响下，湖湘医派治病行医时多习惯经验用药及追求疗效显著，但同时也因过于强调经验作用，不重视理论的建构，目前湖湘流派各学科学术理论的构建仍有待加强。

三、湖湘地区代表性医家

湖湘地区有悠久的医药应用历史，上古有神农尝百草"救夭伤人命"，西汉长沙马王堆古墓出土古医书 14 种，医经、经方、房中、神仙四具，其中

《五十二病方》所载疾病有巢者（体臭）、身疙（皮肤疮疡）、白处方（白癜风）等17种皮肤病，多首内治皮肤病处方，外用皮肤制剂40种，是我国现存最早记载皮肤病治疗的医学专著。这些已失传的古医籍的出土填补了我国医学史的空白，对研究西汉以前医药学的发展具有极高价值。东汉杰出的医学家张仲景，被尊为"医中之圣，方中之祖"，曾官至长沙太守，其以"上疗君亲之疾，下救贫贱之厄"为行医准则，任长沙太守期间，每月初一、十五，坐在太守堂上，敞开衙门，为平民百姓治病，救人无数，深得百姓尊重和爱戴，其"坐堂行医"之地即为湖南中医药大学第二附属医院所在地，亦为湖湘皮科发祥地。有"药王"之称的唐代孙思邈，所著《备急千金要方》《千金翼方》是我国最早的医学百科全书。其传世名篇《备急千金要方·大医精诚》为千百年来中国医者的行医准则，《备急千金要方》即成书于涟源龙山。其余如宋代刘元宾、朱佐，元代曾世荣，明代郑元龙、许希周，清代郑玉坛、杨尧章，近代湖南"中医五老"——李聪甫、欧阳锜、刘炳凡、谭日强、夏度衡等，这些医者、大家的医著及思想理论，是湖湘皮科流派学术思想萌芽与成长的沃土。

四、湖湘地区人民体质、饮食习惯

湖南"卑湿"，湿热之气在湘盛行，且全年气候受季风主导，故湖湘六淫致病以风邪、湿邪、热邪为主要外邪。在风湿热浸淫的恶劣气候条件中，湘人自先秦时期就将中医学之"三因制宜"思想融入日常生活，采用辛香之食物、熏香、药物来化湿醒脾、祛寒发汗以应对湿热的气候条件，兰汤、蒲酒、熏艾、食蒿已成为湘人节日习俗。《楚辞·离骚》里就有屈子对大量辛香之药，如川芎、石菖蒲、辛夷、佩兰等用作香囊的记载。《楚辞·招魂》中亦记录"大苦咸酸，辛甘行些"，湘人使用辛香性味之药食来治病及预防保健已有两千余年历史。明末清初，辣椒自外邦传入并扎根湖南，已有数千年烹制辛香之味历史的湘人，即将辛猛刚烈之辣子奉上餐桌，以化毒开郁、解瘴去湿。辣椒与辛香之品亦是一把双刃剑，过嗜辛辣的饮食生活习惯，易加重湿热酿生，一定程度上促进了湿热致病在湘的盛行。

故而，湖湘地区医者辨病辨证也多从风、湿、热入手，尤以湖湘皮科为代表。湖湘地区皮科常见病如湿疮、四弯风、顽湿聚结、面游风、粉刺等，辨证多有风湿热证、脾虚湿盛证、风热血热证、湿热蕴结证等，故湖湘皮科学术思想奠基人欧阳恒教授提出："因机首推风湿热""湿热造化有出路""瘙痒顽癣须治风"等主要学术思想框架，主张辨皮病以风湿热为基本病因病机，理清湿热造化之机，掌握清热、通腑、除湿之先后，通晓治风止痒之法。

五、湖湘皮科学术思想的形成背景

湖湘皮科流派的产生可追溯至晚清及民国。流派初创人物肖梓荣 1958 年以名老中医应聘于湖南医学院附一院中医科工作，并于次年 12 月调入湖南中医学院第二附属医院，创建中医外科，先后任外科主任、外科教研室主任，为湖南中医界培养了大批的中医外科人才。

流派核心代表人物欧阳恒师从湘南名医刘家华。刘氏以上三代悬壶业医，祖父刘名怀，自幼好医，于湖广民间游学，师从湖湘名医邹汉璜（1803~1851年，隆回人）、欧阳兆熊（1810~1875年，湘潭人）。刘名怀在随师欧阳兆熊时，诊治曾国藩顽疾，收效尤佳，名声大噪。刘家华之父刘成烨继承家学，习医济世。刘家华（1897~1975年）开刘氏医馆，治病救人，同时收徒传道。

欧阳恒（1939~2015），自幼家境贫寒，自此立志习医，治病救人，青年时期于刘氏医馆（安仁县城知名医馆）当学徒初涉中医，日渐对中医中药耳濡目染，后拜湘南名医刘家华为师，因勤苦好学，深得刘师赏识，并与其女结缘，自此随刘家华老中医精习外科杂病，尽得师传。经过多年的临证磨炼和积累，湖湘皮科流派学术体系雏形在思潮迭起的 19 世纪 80 年代逐渐形成，此后又经欧阳恒 40 余年的积极推动和第一代传承人杨志波、杨柳等诠释发挥，湖湘皮科流派开枝散叶，得到传承发扬。

第二节　流派学术渊源

湖湘皮科流派，学术源起《内经》《难经》《伤寒论》等经典，汲取金元明清医学典籍精华，根植于温病体系，相承于外科学派，发端于湖湘，开枝于当代，成形于欧门，发扬于后学。湖湘流派脉络上可追溯至晚清及民国，下可源流于当代湖湘及外省医家。在思潮迭起的 19 世纪 80 年代应运而生，学派逐渐形成了独特的学术思想理论体系，其理论精髓源于中医"阴阳五行""天人相应"理论基础，中医认为人与自然是有机整体的和谐统一，人类疾病或者健康与自然界息息相关，人们在长期的实践中积淀了朴素的中医基础理论，从而渗透入传统中医学，逐渐形成了以"天人相应"为逻辑基础的"取象比类"思维方法。学术思想源自《黄帝内经》精髓，承启《医宗金鉴》《外科正宗》《疡科心得集》，效法于明清叶、吴等温病大家，汲取近代以来顾伯华、赵炳南等皮肤科名家经验，以欧阳恒教授临证 50 余年深厚的理论根基和多年丰富的临床经验，基于"中医取象思维"，形成了独具中医外科皮肤科特色的"取象论治"学术思想，创立了"皮肤病皮损直观辨治体系"为流派的核心思想体系，用于指导中医外科疾病的治疗与预防，经几代人不断整理挖掘和临床实践，学派理论体系构架逐渐完善，并臻于成熟。

欧阳恒作为本流派的创始人，在"取象比类"的渊源基础上，结合临床实践成功地将其运用于临床皮肤病的中医治疗，"皮肤病皮损直观辨治"思想逐步形成，并不断成熟，在这一思想的启发下，创造性提出了"以色治色、以形治形、以皮治皮、寓搔意治瘙、以毒攻毒、给邪以出路、治未病"等皮病取象论治法则，运用有形之药辨治纷繁复杂之皮肤外科诸证，衍化出多种中医外科皮肤病及男性病特色治疗方法，临床疗效较著。在第一代传承人杨志波、祝柏芳、王军文、杨柳等的整理挖掘下，形成了初步的论治理论体系，突出中医治疗皮肤病的特色，发挥了中医防治皮肤病的优势，延伸了直观论治法的治疗范畴，拓宽了中医取象治疗的适应证，并在长期的临床实践中得以验证。在第二代、第三代传承人 汪海珍、向丽萍、王畅、翟晓翔、李广瑞、谭诚、朱明芳等的积极探索下，运用西医研究方法结合现代科技手段，从微观层面探讨了"以色治色、以形治形、以皮治皮"等治法的作用机制，从不同层面分析阐明本流派学术思想的微观机制，为学派理论的临床防治指导和特色技术应用推广奠定了实验基础。在学派主要思想的指导下，开发了系列制剂，包括"紫铜消白片、竹黄颗粒剂、菊藻丸"在内的多种制剂，已广泛用于临床相应外科疾病的治疗，收效尤佳。

本流派得益于创始人欧阳恒老中医数十年孜孜不倦的潜心摸索，既有深厚的中医理论渊源，又有长期临证实践的验证，凸显中医特色，在皮肤科临床上疗效显著。通过几代人的探索与实践，具备了流派长足发展的基础，形成了完备的理论架构和理论发展空间。有理论功底扎实、临床经验丰富的代表人物，逐步明确了传承脉络，聚集了一大批传承人才，并不断吸引众多杰出青年中医学子加入本流派的研究与实践中来，为流派的传承奠定了坚实的基础和储备了后发力量。在学术上从理论创新到临床应用拓展，再到微观层面治疗机制及作用靶向的探索，形成了集理论、实践、实验基础三位一体的研究模式，并不断形成创新机制。学派提出的"以色治色、以形治形、以皮治皮、寓搔意治瘙、以毒攻毒、给邪以出路、治未病"等皮病取象论治法则，深受同行的认可和赞誉，体现了学术上独特的风格；杨志波等整理出版了系列流派著述，在国内中医皮科行业内外影响深远。本流派充分发挥了流派特色优势，在创建中医学术流派传承发展的创新模式上进行了积极探索。

第三节　流派传承过程中各代核心人物

一、创派祖师

1. 欧阳恒

作为湖湘皮科流派的祖师，欧阳恒是我国已故著名中医皮科专家。欧阳恒1939年出生于湖南安仁县排山乡一个贫困家庭，兄妹5人，排行老大，生活困苦。童年历经磨砺，立志奋发，7岁母亲病重，求医道路崎岖，延误时辰，其母不治撒手人寰，母亲的病逝在其心灵留下了深深的伤痛，同时也萌发了长大从医以救治危急苦难病患的决心。此后欧阳恒半耕半读，不畏艰难，考入当时中医名校广州中医学院习医，学成回湘之后，师从当地医术高超、名满湘南的名医刘家华，历经六载，夙兴夜寐，随诊临证，查脉观舌，抄方开药，深得刘师赏识，尽得其传。欧老此后调入湖南省中医院，先后担任中医外科及皮肤科主任、全国中医皮肤疮疡医疗中心主任、医院副院长、院长，享受国务院政府特殊津贴，评选为湖南省名中医、博士研究生导师，全国第二、三、四批老中医药专家师带徒导师。在湖南中医学院任大学学位、学术委员会委员，曾任省医疗高级职称评委、省新药评委、国家药品监督管理局新药审评专家、"上海市中医紧缺专科临床人才"班皮肤科指导老师。兼任中国中西医结合学会疡科分会顾问、中华中医药学会皮肤病学会顾问、中国中西医结合学会皮肤性病学会委员；中华中医药学会科学技术奖评审专家库专家；湖南省医疗保险委员会专家库成员；长沙市医学会医疗事故技术鉴定专家库成员。曾多次赴境外参加中国医疗队援外工作，并光荣完成任务。

欧阳恒从事皮肤科临床、教学、科研工作50余年中，成果及论文著作颇多，在业内具有崇高的学术地位。1984年因"发扬中医特色，抢救危重病人"而获得湖南中医学院党委记功奖励，同时接受湖南省人民政府颁发的立功证书；1994年"紫铜消白方治疗白癜风的临床应用观察"，获中国中医药科技进步三等奖。2008年被评为全国名老中医专家学术继承优秀指导老师；曾先后获湖南省厅局级奖项7项。主编著作《中医皮肤病学》《中医皮肤科古籍精选》《实用皮肤病诊疗手册》《中西临床性病学》《新编中医皮肤病学》《湿疹的诊断与治疗》《银屑病的诊断与治疗》《白癜风的诊断与治疗》《颜面皮肤病中西医结合诊治》《简明皮肤病诊疗手册》《中医皮科临床经验集》等10余部。公开发表各类论文

47 篇，应邀做全国性学术演讲 30 余次。

欧阳恒教授勤求古训，博采众长，精通中医经典，熟谙中医外科各流派的学术思想，掌握中医及中西医结合研究进展动态，推崇"医者不贵乎治愈病，贵乎于治难病"。实践中精于辨证，理法方药有独到见解，善于解决中医外科疑难危重杂症、急症，尤擅长治疗脓疱型银屑病、白癜风、硬皮病、带状疱疹后遗神经痛、皮肤癌等症，疗效较著。临证主张病证结合、明病为先；辨证求因、审因论治、施用疗效、弘扬中医。

在学派发展历程中，欧阳恒遵照辨证论治之要义，运用取类比象法，在皮肤科临床实践中，汲取肖梓荣等老一辈科室主任的临证经验，摸索出具有皮肤科特色的直观论治五法："以色治色""以形治形""以皮治皮""寓搔意治瘙痒""以毒攻毒"，经过其多年的临床应用和不断验证，确有良效，成为"取类比象"思想在皮肤科成功应用的典范，逐步形成了独具中医外科、皮肤科特色的学术流派——"皮损直观辨治"，并培养一大批学术传承人才，使本流派得以发扬传承，在国内皮科行业产生了深远的影响。

2. 肖梓荣

系原湖南中医学院附二院中医外科教授、中医外科创始人，1958 年以名老中医应聘于湖南医学院附一院中医科工作，并于次年 12 月调入湖南中医学院第二附属医院，创建中医外科，先后任外科主任、外科教研室主任，为湖南中医界培养了大批的中医外科人才，其中很多成为本流派的中坚力量，为本流派发展打下了人才基础。肖老思想进步，医德高尚，为许多脉管炎的患者免除了截肢之苦，深受病友和同行的尊敬和爱戴。肖老基于 60 年的行医经验研制了"菊藻丸""瘿瘤丸""巴马合剂""跑导丸""风湿骨痛酊""雪花丸""万应膏""阳合膏""结核膏"等内外制剂，还亲自炼制"五虎膏""白降丹""红升丹""合口丹"及"生肌散"等，用于各类体表肿瘤、脉管炎、慢性骨髓炎、淋巴结核、慢性复杂性瘘管、银屑病、局限性硬皮病等多种疑难杂症的治疗，取得显著疗效。这些方剂都为本流派后辈所传承并发扬光大。肖梓荣曾多次被评为学院先进工作者；三次出席省卫生工作先进代表大会和省教育工作先进代表大会；几十年如一日坚持临床、教学、科研工作，共撰写了有价值的论文 30 余篇，均在省级以上杂志上发表。

二、流派发展者

1. 杨志波

1956 年出生于湖南津市一个普通工薪家庭。1986 年杨志波报考了湖南中医学院中医外科专业硕士研究生，入学后师从外科名家肖梓荣教授、欧阳恒教授。杨志波随肖老精研外科膏、丹、丸、散之制法，学习疗疮痈疽等外科疑难杂证的中医治疗。跟随恩师欧阳恒期间，系统研习中医外科、皮肤科疾病理法方药和诊治，期间通过欧阳恒教授的言传身教，钻研"中医取象论治"学术思想的理论挖掘和临床实践，深得欧老的精髓。1996年跟随欧阳恒老师主编出版了《实用皮肤病诊疗手册》第一版，为临床皮肤病工作者提供了一本中西医结合的实用性强的参考书，深受广大读者好评。

杨志波在总结欧阳恒、李彪老师的学术经验的基础上，在前列腺等男性病论治上形成了"以形治形，以核治核"的治疗法则，即以核、仁类中药治疗前列腺疾病，一方面取其药物外观形似前列腺而引药达于病所，另一方面取其核仁类中药多活血散瘀、软坚散结之功效，提出慢性前列腺炎多从湿热瘀论治，而"病久入络，病久必瘀"，所以治以化瘀通络常用代表方剂橘核丸加减，常用核仁类中药，如橘核、桃核、杏仁、薏苡仁、核桃仁等。

1997年杨志波出任湖南中医药大学第二附属医院中医外科、皮肤科主任，他带领全科，励精图治，开拓创新，使科室逐步发展壮大，先后成为原国家卫计委中医临床重点专科、国家中医药管理局"十一五"中医皮肤病重点学科、国家中医药管理局"十一五"中医皮肤免疫病理三级科研实验室、湖南省教育厅"九五""十五""十一五"中医外科学重点学科、湖南省中医药管理局中医皮肤病特色治疗研究室、欧阳恒名老中医学术传承工作室等建设单位。

杨志波从事中医外科、皮肤科临床工作40余年，在长期皮肤病临证过程中，勤求古训，博采众长，精研中医经典，熟谙中医外科各流派学术思想，临证强调病机演变，注重内外兼治，提倡病证结合，善于平治权衡，并基于消风散及类方的运用与化裁经验，系统总结了皮肤病"治风、治湿、治热、治血、治虚"等五大论治思路，同时探索"湿热治肺""皮病调脾""情志论治""治未病"等中医辨治学术思想。在临证论治方面，重方剂之理，灵活变通；辨病机之因，防治皆宜，逐渐形成了集理、法、方、药于一体的皮肤病中医论治体系。在方药方面：自创"除湿消风散"等方剂；形成"银屑病五联疗法""湿疹喷涂针刺外治疗法""带状疱疹三联疗法""白癜风中医综合疗法"等创新疗法，研发"桃花膏""桑白枇杷膏""生发止痒膏""荆防止痒膏"等皮肤病系列膏方。杨志波论治皮肤病的理论思路以及所创方药疗法，在业内得到较大程度的推广运用，疗效显著，深受医患认可及好评，在国内皮科有较高的声誉。

杨志波对湖湘皮科流派的发展倾注了大量心血，对学术理论体系进行了全面诠释发挥，以致开枝散叶，发展兴盛。他结合临床实践成功地将"皮肤病皮损直观论治"思想运用于临床皮肤病的中医治疗，并不断成熟，创造性总结出了学派的核心思想，形成了初步的"以色治色、以形治形、以皮治皮、寓搔意治瘙、以毒攻毒、给邪以出路、治未病"等皮病取象论治理论体系，突出中医治疗皮肤病的特色，发挥了中医防治皮肤病的优势，扩大了直观论治法的治疗范围，拓宽了中医取象治疗的适应证，运用有形之药辨治纷繁复杂之皮肤外科诸证，衍化出多种中医外科皮肤病及男性病特色治疗方法，并在长期的临床实践中得以验证，疗效显著。同时，杨志波运用西医研究方法结合现代科技手段，从微观层面探讨了"以色治色、以形治形、以皮治皮"等治法的作用机制，从不同层面分析阐明本流派学术思想的微观机制，为流派临床防治指导和特色技术应用推广奠定了实验基础。在流派主要思想的指导下，开发了系列制剂，包括"紫铜消白片、竹黄颗粒剂、菊藻丸"在内的多种制剂，已广泛用于临床相应外科疾病的治疗，收效尤佳。

2. 王明忠

男，中共党员，湖南辰溪县人，湖南中医学院第二附属医院副主任医师，1977年毕业于湖南中医学院医疗系，毕业后分配到益阳地区卫校，1986年调入湖南中医学院第二附属医院工作，师从欧阳恒教授。曾任湖南中医药大学第二附属医院外科党支部书记、皮肤疮疡（外科）主任、外科教研室副主任。学术兼职有湖南中西医结合学会第二届、第三届理事、秘书，湖南中西医结合学会皮肤科专委会委员、秘书。曾主持省级课题《疣康擦剂临床及病理学形态研究》，并获批新药疣康擦剂，同时还参与了"紫铜消白片""菊藻丸""二白药膏"相关课题及新药开发研究。

3. 祝柏芳

1962年生于湖南长沙，湖南中医药大学1979级学士，1984级中医外科学硕士，中国著名中医皮肤科泰斗欧阳恒和中医外科大师肖梓荣的首位弟子。现任世界中医药学会联合会主任医师，英国针灸学会会员，英国中医学会资深会员。曾任湖南中医药大学附二院皮肤科副主任，湖南省中医院中医外科教研室副主任，中国中西医结合疮疡研究中心负责人之一。曾获国家中医药管理局科技成果三等奖1项、湖南省科技成果二等奖1项、湖南省科学进步三等奖1项。祝柏芳主攻中医皮肤科、中医外科、中西医结合疮疡病研究，擅长用中医中药治疗白癜风、银屑病、湿疹、疮疡、皮肤癌、周围血管疾病、骨髓炎。

4. 杨柳

1977年就读广州中医学院医疗系，1991~1994年就读湖南中医药学院中西医结合外科专业，师从中国著名中医皮肤科泰斗欧阳恒，2004年转入南方医科大学中医药学院至今。现任南方医科大学中医学教授、主任医师、博士研究生导师，南方医科大学中西医结合医院皮肤科主任、南方医院中医外科主任。杨柳创新性地提出了"中药色象理论"，在开展中医药对皮肤色素病作用影响研究、痤疮证治规律研究以及中医外治法研究方面积累有较多的研究工作经验。曾获解放军医学科技进步二、三等奖以及国家中医药管理局中医药科技进步三等奖。杨柳的特长是中西医结合治疗皮肤性病、乳腺病、外周血管病等中医外科杂病及中医皮肤美容。

5. 向丽萍

主任医师，硕士研究生导师，从事中医外科临床、科研、教学工作30年，现任中医外科副主任，教研室副主任，湖南中医药学会外科分会副主任委员。1991年湖南中医学院本科毕业，1997~2000年师从欧阳恒攻读中医外科硕士学位，2003~2006年又师承欧阳恒，攻读湖南中医药大学中医外科博士研究生学位。1991年以来一直从事皮肤病、性病的临床、教学、科研工作，治病注重病与证结合，中西医贯通，内外治并举，临床常获良效。擅治银屑病、乳腺疾病、脉管炎等皮肤疑难病，注重欧阳恒学派学术思想的整理与挖掘。主持《竹黄颗粒剂治疗银屑病的临床基础研究》等省级科研课题。获湖南科技进步三等奖、湖南省中医药科技进步三等奖等奖项。主编或参编《中医历代名医医案选讲》等著作。发表《欧阳恒治疗银屑病经验》等学术论文。系统研究欧阳恒教授治疗常见病、疑难病的诊疗经验。在临床上积极推广欧阳恒所创立的皮肤科特色的直观论治五法："以色治色""以形治形""以皮治皮""寓搔意治瘙痒""以毒攻毒"，为流派推广提供了临床依据。

6. 朱明芳

湖南中医药大学第二附属医院主任医师，二级教授，博士后，博士研究生导师，国家优秀中医临床人才、国家名老中医专家学术继承人、湖南省225工程高层次卫生人才学科带头人。先后主持国家十一五科技项目及省部厅局级科研课题21项，荣获国家中医药学会及湖南省科技进步奖等成果奖励9项、发表专业论文70余篇，主编有著作《欧阳恒医案集》《皮肤科中成药用药速查》等，参编医学著作20余部。担任国家科技计划项目评审专家、科技部创新人才项目评审专家、中国博士后科学基金评审专家、中华中医药学会科学技术奖评审专家、湖南省科技奖励评审专家。擅长过敏性皮肤病、皮肤附属器疾病、色素性皮肤病、结缔组织性疾病的中西医结合诊治。

7. 李小莎

湖南中医药大学第二附属医院主任医师，医学博士，硕士研究生导师，美容主诊医师，湖南省中医院首届"中青年名中医"，全国第四批名老专家学术继承人，国家级名老中医欧阳恒的关门弟子。湖南省中医药和中西医结合学会第七届皮肤性病专业委员会常务委员会皮肤外科学组组员。从事皮肤科临床、教学、科研工作20余年。主持省部级课题3项，发表论文及科普文章50余篇。擅长治疗白癜风、黄褐斑、痤疮、脱发等损容性皮肤病及荨麻疹、湿疹、血管炎、银屑病、硬皮病、带状疱疹后遗神经痛等顽固性皮肤病，熟练掌握火针、微针、放血拔罐、发疱排毒、药灸脐疗等自然疗法治疗各种疑难性皮肤病。

三、传承过程中的新生代医家

1. 汪海珍

1981年生，中共党员，湖南醴陵人，湖南中医药大学第二附属医院皮肤科主任，湖南省中医皮肤临床医学研究中心、湖南省中医皮肤质控中心主任，主任医师、教授，医学博士，博士生导师，医院首届"中青年名医"。湖南省卫生健康高层次人才学科带头人、湖南省科学技术协会"中青年优秀科技人才"。湖南省中医药和中西医结合学会皮肤性病专业委员会主任委员、中国中医药研究促进会皮肤与美容分会副主任委员兼秘书长，中华中医药学会皮肤科分会常务委员兼青年副主委，中国整形美容协会中医美容分会副会长，中国中西医结合学会皮肤性病专业委员会常务委员，世界中医药学会联合会皮肤专业委员会常务理事。

2004年，汪海珍从湖南中医药大学本科毕业，2011~2013年师从杨志波攻读中医外科学硕士学位，2013~2016年继续师从杨志波攻读湖南中医药大学中医外科学博士研究生学位。

汪海珍师从杨志波至今，主要从事杨志波学术思想及湖湘皮科流派文献资料整理和理论探索，并在临床中实践推广，初步总结了以杨志波教授为代表的湖湘皮科流派在皮肤性病诊疗中形成的学术思想，包括创新理论、辨病方法、辨证思路、治则治法、选方用药、外治特色、药剂配制、预防调摄等，为科室发展、学科发展，为湖湘皮科流派学术思想的传承与发展作出了杰出贡献，多年来临床、科研、教学硕果累累，是"湖湘皮科流派"新一代领航人。

2. 王畅

湖南中医药大学第二附属医院主任医师，硕士生导师，医院首届"中青年名医"，全国第六批老中医药专家学术经验继承人，湖南省卫生健康高层次人才学科带头人。中华中医药学会皮肤科分会副主任委员兼副秘书长，湖南中医药和中西医结合学会皮肤性病专业委员会副主任委员，湖南省医学会皮肤性病专业委员会皮肤病理学组委员。擅长银屑病、痤疮、玫瑰痤疮、皮炎湿疹、白癜风、带状疱疹相关神经痛、荨麻疹、性传播疾病、皮肤肿瘤等皮肤病和皮肤美容的中西医结合诊疗及疑难皮肤病的病理诊断。

附 流派传承图谱

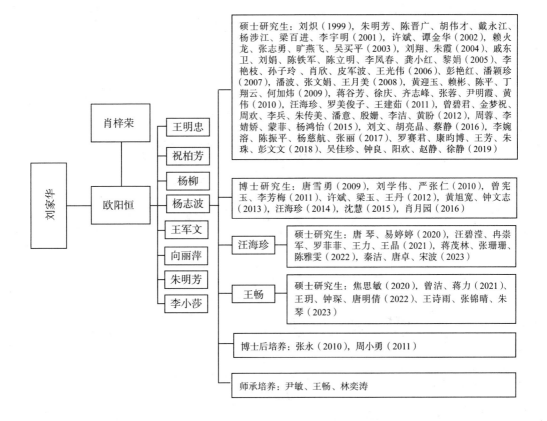

硕士研究生：刘炽（1999），朱明芳、陈晋广、胡伟才、戴永江、杨涉江、梁百进、李宇明（2001），许斌、谭金华（2002），赖火龙、张志勇、旷燕飞、吴买平（2003），刘翔、朱霞（2004）、戚东卫、刘娟、陈铁军、陈立明、李凤春、龚小红、黎娟（2005）、李艳枝、孙子玲、肖欣、皮军波、王光伟（2006）、彭红红、潘颖珍（2007）、潘波、张文娟、王月美（2008）、黄迎玉、赖彬、陈平、丁翔云、何加炜（2009）、蒋谷芳、徐庆、齐志峰、张蓉、尹明霞、黄伟（2010）、汪海珍、罗美俊子、王建茹（2011）、曾碧君、金梦祝、周欢、李兵、朱传美、潘意、殷姗、李洁、黄盼（2012）、周蓉、李婧娇、蒙菲、杨鸿怡（2015）、刘文、胡亮晶、蔡静（2016）、李婉溶、陈振平、杨慈航、张丽（2017）、罗赛君、康昀博、王芳、朱珠、彭文文（2018）、吴佳珍、钟良、阳欢、赵静、徐静（2019）

博士研究生：唐雪勇（2009），刘学伟、严张仁（2010），曾宪玉、李芳梅（2011），许斌、梁玉、王丹（2012），黄旭宽、钟文志（2013），汪海珍（2014），沈慧（2015），肖月园（2016）

硕士研究生：唐琴、易婷婷（2020），汪碧滢、冉崇军、罗菲菲、王力、王晶（2021），蒋茂林、张珊珊、陈雅雯（2022），秦洁、唐卓、宋波（2023）

硕士研究生：焦思敏（2020）、曾洁、蒋力（2021）、王玥、钟琛、唐明倩（2022）、王诗雨、张锦晴、朱琴（2023）

博士后培养：张永（2010），周小勇（2011）

师承培养：尹敏、王畅、林奕涛

刘家华 — 欧阳恒 — 王明忠、祝柏芳、杨柳、杨志波、王军文、向丽萍、朱明芳、李小莎

肖梓荣

汪海珍

王畅

第二章 流派学术体系及学术特色

湖湘皮科流派在前期"皮肤病取象论治"理论的基础上，进一步完善凝炼形成的"皮肤病皮损直观辨治体系"为流派的核心学术思想体系。皮肤病皮损直观辨治体系，包括了皮肤直观辨治的理论基础、病因病机、辨证模式、方药体系、外治疗法、预防调摄等六个方面的架构，其中主要体现了皮损在疾病中医辨治过程中的重要性，适应皮肤专科特点的"辨病－辨症－辨证"疾病诊治模式的发展，基于皮损辨证的特色积极探索综合创新辨证体系，倡导"因病－因证－因症"相结合的方证模式的优化。同时归纳总结了本流派"直观辨治体系"理论指导下的学术特色，包括了整体察病、直观辨证，病证结合、明病为先，审因论治、中西互参，制化权衡、因病制宜，取象比类、触类旁通，因势利导、邪找出路，创制新方、善用虫石，内外兼理、防治并重等八个方面。其中前面四个方面主要是阐述了论治思想上的特色，后面四个方面展现了具体治法方药上的特点。

第一节　学术体系

一、直观辨治的理论基础

本流派在中医"阴阳五行""天人相应""取象比类"理论基础上，结合临床实践将"皮肤病中医直观论治"思想运用于临床皮肤病的中医治疗，并不断成熟，深化了学派"以色治色、以形治形、以皮治皮、寓搔意治瘙、以毒攻毒、给邪以出路、治未病"的核心论治思想，逐渐形成了皮肤病"皮损直观辨治体系"的架构。

"取象比类"不仅是中国传统哲学的重要思维方法，也是中医文化思想的精髓，对中医理论体系的构建起着不可或缺的作用。《素问·示从容论》云："夫圣人之治病，循法守度，援物比类，化之冥冥"，取象比类，察上可及下，视左可言右，在几千年的中医直观体验和经验总结的过程中，指导中医学在整体观的引领下认识疾病、分析病因、探究病机、拟定治法方药、预防调摄等各个方面。

《黄帝内经》有云："有诸内必形于外，有诸外必本于内"，根据这种"司外揣内"或"司内揣外"的逻辑思维规律，古代医家在诊治体表性皮肤疾病过程中，常常借助望诊或闻诊可直接观察、感知病症的表象。皮肤与五脏六腑有着密切的关系，脏腑气血津液的变化常反映到体表上来，皮肤损害的演变，往往也关系到内脏的失衡，因而从皮肤上表现出来的红斑、丘疹、结节、风团等的不同的外在形态，来诊察疾病，并模拟其皮损外形酷似或近似某些药材之外观，在辨证或辨病的基础上，选用这类药物来治疗相应的疾病，逐渐形成朴素的"直观论治法"。李时珍曾以"治胃补胃，以皮治皮"，外科之宗陈实功尝言："内之症或不及其外，外之症则必根于其内"等观点，正是皮肤病中医直观论治法的体现。

本流派创始人欧阳恒，熟读《内经》《难经》《伤寒论》等中医经典，深入研究"取象比类"理论内涵，结合"中医药象"理论特点，通过长期临证总结，创造性运用色素食品、色素药材、皮类药材、结节类药材、花瓣类药材、棘刺类药材等，分别治疗某些色素性皮肤病、一般性皮肤病、结节性皮肤病、风团性皮肤病以及皮肤病的瘙痒等，在皮科临床实践中，摸索出皮肤科特色治疗五法"以色治色、以形治形、以皮治皮、寓搔意治瘙、以毒攻毒"，同时注重"给邪以出路"的治则运用和"治未病"的预防理念，突出了中医治疗皮肤病的特色，发挥了中医防治皮肤病的优势。流派传承人杨志波对湖湘皮科流派的发展倾注了大量心血，对学术理论体系进行了全面诠释发挥，延伸了直观论治法的治疗范畴，拓宽了中医取象治疗的适应证，运用有形之药辨治纷繁复杂之皮肤外科诸证，衍化出多种中医外科皮肤病及男性病特色治疗方法，并在长期的临床实践中得以验证，疗效显著。杨志波还运用现代医学生物技术手段，从微观层面探讨了"以色治色、以形治形、以皮治皮"等治法的作用机制，从不同层面分析阐明本学派学术思想的微观机制，为流派理论的临床防治指导和特色技术应用推广奠定了实验基础。

二、皮损直观的病因病机体系

《素问·阴阳应象大论篇》所言"治病必求于本"，这个"本"就是疾病发生和发展的病因和规律，"求本"就是探求病因和病机的过程，明晰疾病的病因病机对疾病的诊断和治疗至关重要。历经数千年的发展和积淀，中医学已经建立了相对完备的病因病机体系，随着自然科学和现代医学的发展，中医病因病机学说也不断得到补充和发展。中医对病因认识，主要是根据疾病的证候表现，通过分析、综合，推断其发病原因，这种探求病因的方法为"辨证求因"；根据不同的病因，拟出不同的治疗方法，称为"审因论治"。正确审明病因，对临床辨证和治疗有着重要的意义；而病因的明辨又需要结合患者的临床症状、体征及病史等资料，做出综合分析，最后才能得出病因，在这个过程中，临床症状体征是最直观的病理表现形式。

中医的病因病机，是既包括了疾病的发生原因，也着重强调了疾病的发展及其演进的规律。皮肤病是发生在皮肤和皮肤附属器官的疾病的总称，在其发病过程中，可产生一系列的皮损症状，包括自觉症状与他觉症状，辨别这些症状是皮肤病探求病因病机与辨证论治的重要依据。欧阳恒教授认为，深入探究皮肤病外在直观皮损表现及演变规律，符合中医皮肤病学的学科特点及研究方向，通过直观皮损来"依症循因""审证求因"，有助于优化皮肤病中医辨证论治的流程，进而快速地"审因论治"，更好地指导临床皮肤病的辨证论治。

本流派倡导通过皮肤病外在皮损表现及自觉症状的特点，来分析归纳皮肤病发生发展的病因病机规律，在六淫侵袭、虫毒所伤、饮食不节、血瘀痰饮、情志内伤、禀赋不耐、血虚风燥、肝肾不足等传统病因的基础上，经过长期的实践总结，将皮肤病病因病机归为风、湿、热、火、毒、燥、寒、虚、滞、虫等十大类病因与病机，通过对不同临床皮损，如红斑、风团、丘疹、水疱、糜烂、溃疡等他觉症状的大小、形态、颜色等特点，结合患者瘙痒、麻木等自觉症状，来分类辨析其相应的病因，进而归纳其对应发病的病机，以进一步指导临床的辨证论治。

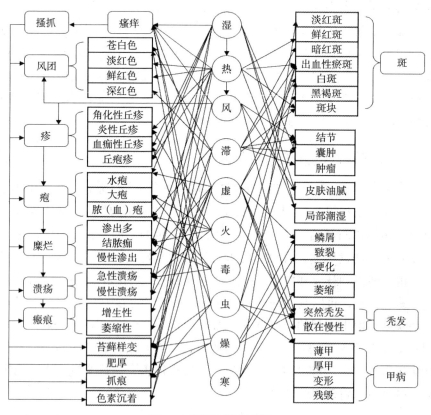

图 1　皮损直观病机体系图

三、皮损直观的辨证模式

中医临证之要在辨证、立法、处方、用药诸端，辨证论治是中医理论核心之一，是中医诊断和治疗疾病的主要手段，辨证论治分辨证和论治两个阶段。所谓辨证，就是以四诊（望、闻、问、切）为手段，八纲为基础，将所收集的资料、症状和体征，通过分析、综合，辨清疾病的病因、性质、部位和邪正之间的关系，概括、判断为某种证，辨证宗八纲而衍六经、卫气营血、三焦、脏腑、经络等，立法处方虽变化万千，然终不离辨证之旨。论治，则是根据辨证的结果，确定相应的治法方药。辨证是确定治疗的前提和依据，辨证关键在审证求因，探病求本。

皮肤病中医辨治涵盖外科诸病，虽因机证治有别，然不越其藩篱。审证求因，辨证论治过程正如《素问·至真要大论篇》之说"必伏其所主，而先其所因"，杨志波认为，皮肤病病种繁多，证治多样，诚细究病机演变，仍超不出"风、湿、热、火、毒、燥、寒、虚、滞、虫"之轨范，此乃皮肤病中医辨治审

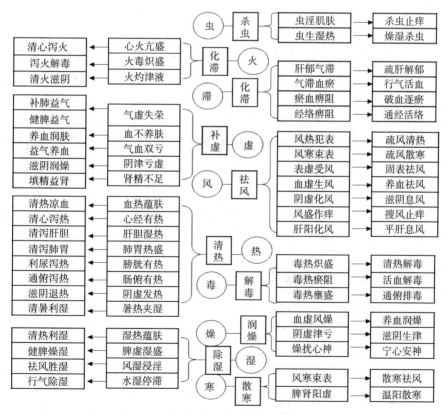

图2 皮损直观辨证图

因之大方向，正如"知其要者，一言而终，不知其要，流散无穷"之理。中医皮肤病的辨证，基于其自身的特点，通过四诊合参的手段结合八纲、脏腑、六淫、卫气营血、皮损等辨证方法，突出皮损辨证在疾病辨证论治过程中的重要作用，把局部辨证与整体辨证有机会合起来得以做出全面正确的辨证分析，强调皮肤病"辨病-辨症-辨证"诊治模式的发展，倡导"因病-因证-因症"相结合的方证辨治模式的优化。

杨志波认为，皮肤病皮损直观的辨证是以望诊为先，观察皮损特点及患者自觉症状，在此基础上结合四诊，循症求因，审因辨证，因证立法，方从法出，随方用药，逐渐形成本流派的"皮损直观的辨证模式"，以更好地指导皮肤病的临床辨治。

四、直观辨治的方药体系

中医治病的核心在于"因机证治"四个方面，如辨证既明、治法已立，处方用药便是实现中医证治的重要环节。欧阳恒认为，立法处方虽变化万千，然终不离辨证之旨，法无定法，随证立法；方无定方，辨证处方。临床选方用药不可拘泥自封、刻舟求剑，必当灵活变通，随症加减，如庖丁解牛，目无全牛，方能切中肯綮，得心应手。用药之妙，如将用兵。兵不在多，独选其能，药不贵繁，唯取其效。欧老基于"中医药象理论"，结合"皮肤病皮损直观辨治"的临床实践，进一步完善凝炼，创造性提出了独具中医特色的"以色治色、以形治形、以皮治皮、寓搔意治瘙、以毒攻毒、给邪以出路、治未病"等皮肤病取象论治方药框架。此后，通过传承人杨志波的深入研究和广泛实践，发挥了中医防治皮肤病的优势，延伸了直观论治法的治疗范畴，大力拓宽了中医取象治疗的适应证，运用有形之药辨治纷繁复杂之皮肤外科诸证，衍化出多种中医皮肤病特色治疗方药，并通过长期的临床实践验证，逐步形成了湖湘皮科流派基于直观皮损辨证的"药象方药体系"。

五、皮损直观的外治体系

外治疗法在皮肤病的治疗中占有非常重要的地位，采用各种外治法可以减轻患者的自觉症状，并使皮损迅速消退。中医外治法是以中医基础理论为指导，将中草药制剂、针罐等方法，施于皮肤、穴位及病变局部等部位，达到治疗效果，有些皮肤病单用外治法即可达到治疗目的。中医外治法通常分为药物外治疗法、非药物外治疗法及其他疗法。

湖湘皮科流派倡导将直观皮损辨证运用于指导皮肤病的中医外治中，能够补充和完善中医外治理论，更加有效地指导临床选药组方。依据皮损辨证的思路，观察皮肤病的皮损表现，从皮损的颜色、形态、干湿状态、瘙痒症状等方面入手，进行皮损辨证分型，设立清热、燥湿、润肤、止痒等外治法，随法有针对性选择药物或组成方剂外用，或采用中医针灸、火针、梅花针、拔罐等非药物方法，治疗皮肤病病证。这种以直观皮损辨证指导皮肤病的外用疗法，在临床中简便易行，疗效上可重复验证，逐步形成了皮肤病中医外治体系。

六、皮损直观的预防调摄

《素问·四气调神大论篇》中记载："圣人不治已病治未病，不治已乱治未乱"，《淮南子》提出："良医者常治无病之病，故无病；圣人者常治无患之患，故无患也"，《备急千金要方》中提出："上医医未病之病，中医医欲病之病，下医医已病之病"，中医历来就主张在疾病发生前进行积极的预防。皮肤病和其他各科疾病一样，其发生、发展、转归，不仅和直接引起皮肤病的各种因素有关，而且和内脏器官、中枢神经活动情况、个体内在因素以及自然因素和社会因素密切相关，而这些内在和外界的因素又往往是相互关联的，因此皮肤病同样可严重危害人民的身心健康，影响人们的生活质量。积极做好皮肤病的预防调摄，对减少、控制皮肤病的发生具有重要的意义。欧阳恒认为皮肤病的预防应在整体观念的基础上，将直观皮损辨证的思维运用于皮肤病的预防调摄中去，通过对皮肤的观察和皮损恢复情况，来指导预防和调摄。

第二节　学术特色

一、整体察病，直观辨证

皮肤病种类繁多，病症千变万化，在纷繁复杂的临证过程中，要做到审察内外、整体察病。面对患者，大胆接诊，详问病史，仔细体察，把诊查工作做到位，主张从整体观念出发，首先要把患者的局部病变看成是患者整体的病变，既要审察其外，又要审察其内。欧阳恒认为皮肤病虽形发于外，但与内脏的功能失调关系密切，不能只看局部，不看整体，若"只见树木不见森林"，那是看不好病的。不仅如此，还要把患者与家庭、工作、自然环境结合起来加以审察，才能做出正确的诊断。所以，欧阳恒认为审察内外、整体察病是中医皮肤病诊断的一个基本原则。此外，在辨证过程中，还要基于皮肤病自身的特点，在四诊合参基础上结合八纲、脏腑、六淫、卫气营血、皮损等辨证方法，突出皮损辨证在疾病辨证论治过程中的重要作用，以望诊为先，观察皮损特点及患者自觉症状，在此基础上结合四诊，把局部辨证与整体辨证有机会合起来，做出全面正确的辨证分析，最后完成"循症求因、审因辨证、因证立法、方从法出、随方用药"诊疗过程。逐渐形成了以"皮肤病皮损直观辨治思想"为流派核心的学术思想体系。

二、病证结合，明病为先

临床诊疗医者应对患者做全面详细的检查和了解，应通过四诊获得全身和局部的症状、体征及病史，这些症状、体征及病史表面上来看千头万绪，错综复杂，但实质上有着本末之分，必须四诊合参进行取舍，或"舍脉从症"，或"舍症从脉"，区分症状、体征的真假，抓住主要矛盾。欧阳恒主张病证结合，以明病为先，病证的取舍以实用为原则。一般情况下，明病为先，特殊情况也可明证为先，即所谓舍病从证，如结缔组织病、大疱性皮肤病、免疫性皮肤病等，对于这些疾病西医治疗目前疗效欠佳，而中医辨证治疗却能取得可靠的疗效，在这种情况下，可舍其病而重中医之证；舍证从病的情况，如药疹，临床一旦诊断确立，应积极给予对症处理与支持疗法，及时停用致敏药物就能取得较好的疗效并对预后做出较为准确的判断。如果只求辨证，勿明病名，就有可能在未停用致敏药物的情况下，一味给予中医药论治，以至于出现病因未除、中药缓不济急、预后不良的现象。因此，病证取舍要以临床实用为原则。

欧阳恒认为辨证是立法、遣方用药的前提和依据，是中医诊断学最具特征的核心部分，其包括了病因、病机、病位、病势、病症等，均在辨证的范围内。辨病是治疗的前提，明确是什么病不仅有利于治疗，而且有利于预测疾病的预后转归，也是对病人负责的表现。但病有内同而外异，也有内异而外同，证有同证而异病，也有异病而同证，因此，病证为先应在详尽透彻，触及本质的分析后才能做出准确的选择，决不可按图索骥，墨守成规。

三、审因论治，中西互参

欧阳恒认为，凡疾病的发生总是有其原因的。临床上千差万别，病理变化异常复杂，详究其由来，细察其变化，总由外感"六淫"疫疠之气，内伤"七情"忧郁之苦，以及皮肉筋脉损伤动骨之灾，致使人体气血凝滞，经络阻隔，脏腑功能失调而发病。某些皮肤病可能为一个独立的疾病而存在，但大多数皮肤病则为人体内脏疾病在体表的一种信息提示。不同的病邪侵入人体会有不同的变化，根据临床所获取的资料，从其发病、病史、症状、体征方面进行审查、分析，即辨证求因，就是在审察内外、整体察病的基础上，根据患者一系列的具体表现，加以分析综合，求得疾病发病的源头，找到发病的本质和症结所在。一旦病因明确，病机可知，病位可明，治法可立，进而可望取得满意疗效。

中西医互参是临床诊疗皮肤疾病的一条重要原则。一般情况下能用中医药解决的皮肤疾病，应尽量发挥中医药的优势，体现中医的"简、验、廉、便"特色。但对于一些炎症明显的疾病，如丹毒，采用清热解毒凉血之中药治疗的同时，联合西医抗生素治疗，可以显著地提高疗效；又如系统性硬皮病，病情复杂，五脏六腑均可受累，治疗时常采用糖皮质激素、免疫抑制剂及支持疗法等以控制炎症并减轻自身免疫反应；同时结合中医辨证论治，即按气血瘀滞、脾肾阳虚、热毒瘀络、寒侵肌肤证进行论治，分别施以活血化瘀、温阳通络，温补脾肾、开腠散寒，清热解毒、化瘀通络，解肌散寒、宣肺通络治法，并以活血化瘀贯穿始终，选用相应方药随证加减，临床证明具有明显的提高疗效和避免激素不良反应的作用。

四、制化权衡，因病制宜

欧阳恒常说"大病大药治，小病小药疗"。所谓"大病"，一是指疮疡本身而言，属疑难重症性全身性疾病，病势很急或凶险；二是结合病人体形高大或肥胖而言。二者结合考察，宜根据病情开大处方。处方药物之剂量不拘泥于常规，甚至每天1~3剂药不等，但要密切观察病情，以免出现不良反应。如泛发性脓疱型银屑病，是罕见而严重的皮肤病，死亡率极高，表现为热毒炽盛之证，此时治病必须以益气养阴、解毒泻火为法，方用竹叶石膏汤合黄连解毒汤加减，但剂量必须打破常规用量，重用石膏30~50g，加水牛角50g以清气、营之热，必要时每天进2~3剂。又如体形高大的病人，用药剂量也要大于常规剂量，若药量小，则是杯水车薪，难以到达病所，影响治疗效果。此乃欧阳恒在临床上常给重症患者或体形高大的病人做治疗时，某些药物与选方常超过常规用量，却能收到常规用药而不能达到的理想效果的原因所在。

相反"小病"患者不能用"大药"，针对上述所说的，尽管皮疹泛发其全身，但因其个子矮小，形体瘦弱不相称，相对"大病"而言，仍称为"小病"，也只是适当用药，常规用药。"大病"重，"小病"轻；"大病""大药"治，"小病""小药"疗。

五、取象比类，触类旁通

取象比类，取象的目的是比类，象是客观存在的，是以某些事物为特征的一种关系，用象对属于同一类别的关系进行比较；比类则是根据同类关系加以阐述，援物比类，触类旁通。这种独具特色的思维，可以拓展临床视野，获取新的知识，适用于各种创造模式，具有很重要的临床意义。欧阳恒运用取象比类法，"随意遣药，灵活组方"，疗效颇佳。在具体操作上，于论治的前提下，巧妙地运用中药所具有天然的特定物象，根据药象学理论创制以色治色、以形治形、以皮治皮、寓搔意治瘙、以毒攻毒等治法。

（一）以色治色法

以色治色即以药物之外观色泽反其皮损颜色的治疗方法。白与黑是两个相对立的矛盾，日常生活中可以白来淡化其黑，或者以黑来着色其白，利用这种常规的调理现象，取象比类，在传统辨证的基础上提出论治的方药中，多选用与病变皮损颜色相左的药材，从而达到以"白"反其"黑"，或以"黑"反其"白"的效应。如治疗白癜风病，在调和人身气血，滋益肝肾的前提下，多选取带色素性药材，黑色、紫色或紫红色的均可，"紫铜消白方"中就有紫丹参、紫背浮萍、紫河车、紫草、红花、凌霄花等外观颜色较深的药材组配而成，针对白癜风的白斑而发挥治"白"的作用，因而收到临床治愈率23.4%的好疗效。若是中老年人患白癜风，普遍有效的验方是黑豆子、红豆、黑芝麻、干红枣、核桃仁、黑木耳之类，供炖煮服食，适当加少许冰糖或胡椒粉调味，也有调气、摄血、助肝肾的作用，3个月1个疗程，坚持服1~2个疗程，既治疗了白斑、还补了身子，何乐而不为呢。黄褐斑是发生在颜面部的色素沉着性皮肤病，对称性分布在颧颊部大小不一的黄褐色或灰褐色斑片，病因较为复杂，中医谓之鼾黑斑，大致与其相当，多数为血弱不华，火燥结滞所致，在疏肝活血，滋阴润燥的治疗下，常用玉容散类药蘸以洗面，选用白芷、白及、白蒺藜、白僵蚕、白术等组方，煎水内服，每天1剂，连服1~2个月，面颊部的黄褐色斑片或灰褐色斑片会显得淡化一些，甚或部分消失或完全消失，也不是没有可能。

（二）以形治形法

以形治形即是模拟皮损之外观形态选用相形药材的治疗方法。如银屑病被覆着厚层的银白色银屑，不论其属于血热、血瘀、血虚，抑或是湿热夹杂等，在辨证施治的基础上，加用琥珀、杉树皮、松树皮或枫树皮等相形皮损之外观类药材，以发挥清热凉血、活血化瘀，或养血润燥，或清热利湿的作用，可以收到相得益彰的效果；若是关节型银屑病可加用"节"类药物，如甘草节、桑枝节、松树节、柳枝节、桂枝节等，均有较好的辅佐通络止痛的功效。急性荨麻疹，其皮损红如云彩，堆垒成片之风团形似花蕾，在清热疏风止痒方中适当加用花瓣类药，如鸡冠花、玫瑰花、凌霄花等，以辅佐主方添加行瘀解痉的作用，这比单纯的守一方治疗，其效果更快捷、确切些。再如，外观凹凸不平、质地坚硬之滇三七，形似某些肿瘤外观，用以治疗皮肤癌，有其活血化瘀的作用，又有其调节免疫活性的功效，将其组配到治疗肿瘤方中，又何尝不是一种切中病机的对策。

（三）以皮治皮法

以皮治皮即是在辨证论治的基础上，多取药材之皮部入药以治疗某些皮肤病的方法。如脾湿风郁症之玫瑰糠疹或类银屑病，选用多皮类药材组方，如桑白皮、茯苓皮、地骨皮、冬瓜皮、五加皮、石榴皮、白鲜皮蝉衣、蛇蜕等组方水煎内服，其效果优于常规的氧气疗法，又免注射之苦，患者乐于接受。日常生活中也有很多水果皮有健脾祛湿的作用，如黄瓜皮、苹果皮，各类梨皮以及香蕉皮、西瓜皮等，一般将其晾干、晒干备用。

（四）寓搔意治瘙法

瘙痒是皮肤病最为常见的一种自觉症状，也是一种自我感觉，而且常引起搔抓的动作。其瘙痒程度之轻重随着皮肤病的性质和特点而定。某些皮肤病其瘙痒难忍，愈搔愈痒，愈痒愈搔，形成周期性的恶性循环，常以搔抓出血为快，可谓苦不堪言。搔痒就是令手指微微弯曲，指甲远端与皮肤水平面垂直状，直接在皮面上进行上下左右不停地搔刮、搔抓；抑或用形似手指样物，如竹爪代指甲进行往返性地推捏、敲打，获得皮肤快感。寓搔意治瘙痒即是在证治的范围内，模拟竹爪类搔抓工具，在选方用药中注重外形常有刺、钩、棘、刃，或多足动物类药材、药料，去治疗瘙痒的一种手段和方法，如佛手形似人的手掌，原本是行气止痛类药，但又有其芳香性穿透的性能，其有一定的止痒效果是肯定的，其他如皂角刺、蒺藜、路路通、九香虫、蜈蚣、全蝎等，直接将它分别组配到相关治疗方药中去，或祛风润燥，或搜风通络，或活血消瘀等，起到协调或加强主方的作用。

（五）以毒攻毒，移毒法

以毒攻毒即是将药性猛烈的毒药或剧毒药进行适当的炮制加工，减毒增效，用以治疗顽固肤疾的方法，外治多于内用，如治疗苔藓样变神经性皮炎、结节性痒疹等。可重用虫类祛风解毒药，如全蝎、蜈蚣、小白花蛇等，可据医师处方用药进行煎煮内服，若是疮疡兼腑结不通，一般泻药难下，妙用巴豆仁可解危难之急。其他局限性苔藓皮损用斑蝥酊、皮肤淀粉样变用狼毒、大枫子、水银、砒霜炼制后而成的丹药等等，小心加以外用，能发挥拔毒祛腐生肌的作用。颜面部的疔疮走黄，除局部上用拔毒祛腐的丹药外，还可用在病灶区之远处健康皮肤上，如肩背部上用，使局部发生潮红肿痛，甚或发生一溃口，从而可减轻颜面部的症状，缓解病情之危，这就是所谓的移毒法效应。

本学派运用取类比象法，在皮肤科临床实践中，摸索出独具皮肤科特色的取象论治五法："以色治色""以形治形""以皮治皮""寓搔意治瘙痒""以毒攻毒"，经过欧阳恒等多年的临床应用和不断验证，由"取类比象直观论治"观点，逐步过渡形成了以"皮肤病皮损直观辨治思想"为流派核心的学术思想，并不断创新延伸这一学术思想内涵和外延。

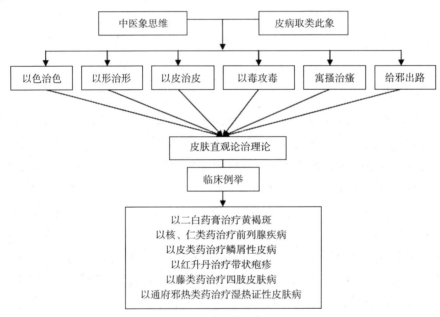

图3　取象比类论治图

六、因势利导，邪找出路

中医谓之邪或毒者，即指对生物体有害的、引起疾病的环境因素。皮肤外科疾病一般多与"邪毒"有关，有的单独致病，有的多兼以几种因素综合致病，故"祛邪解毒"贯穿在多种治疗方法中，古代的"八法"实际上就是给致病的"邪毒"找出路的一种具体措施。根据皮肤疮疡的病因及其发病机制，欧阳恒认为，皮外科给邪毒以出路的方法，是建立在"八法"的基础上的，但又有其自身特色。

（一）化解邪毒法

皮肤疮疡病中的痈、疖、蜂窝织炎，甚或由此而演变成的脓毒败血症等，临床常表现出湿热、热毒、血热、温热以及脏腑内热等证候，首选清热解毒法。应用清热解毒方药、清热解毒剂可对入侵病原体及其毒素直接或间接清除，发挥其对机体功能、代谢的调整和增强组织损害修复的能力。清热解毒剂能使毒邪化解、消散，包括泻火、解毒、凉血、解暑等方药。若能正确使用，又变通得法，配合活血化瘀、软坚散结或兼以益气固本等法，对于肿块、积聚、肉赘之类病证，可达到内消的目的。实验证明清热解毒剂有调整机体免疫功能的作用，对于某些非感染性疾病如银屑病，运用清热解毒、益气养阴之剂可获得良效。

（二）通便泻毒法

本法主要是运用有通便、泻热逐水作用的方药，以引导病邪或有害物质，使其随大便通泻而解。一般寒下剂能刺激肠道而引起腹泻，不仅可以清除肠道积粪，而且能够排除肠道毒素及分泌产物。它具有抗菌消炎与中和毒素的作用，有利于控制感染，因而广泛应用于感染性皮肤疮疡病的危急阶段，如疔毒或疔毒走黄、疽毒内陷等。每遇大便秘结者，当急以峻下之品以通泄之，使邪毒之滞随大便而解，但要严格掌握便秘的属性，以实热积滞和水饮为依据，不可滥用。

（三）刀下排毒法

本法是运用各种器械和手术操作，开门直接驱赶邪毒的方法。当肿疡成脓时，不失时机地选择好切口，切开排脓、引流，以便毒随脓泄。李竞教授指出：切开后的合理引流较预防性应用抗生素更为有效。他创制了洞式排脓、火针排脓等法。而古代还有烙法、砭镰法、挂线法、结扎法等，均可酌情参考使用。

（四）洗渍涤毒法

本法是视情况选用淋洗法、冲洗法、浸洗法、沐浴法、坐浴法、熏洗法、湿渍法等，使药物溶液在皮肤疮疡患处停留一定时间的治疗，能渍洗出体表的有害物质，如角化型足癣，运用《医宗金鉴·外科心法》中的二矾汤浸泡足部患处，药物能直接作用于皮肤癣菌，令其或抑或灭。洗涤浸渍还可引起表皮角质层的成片脱落，带走部分病菌，是直接排除毒邪的好方法。

（五）腐脱攻毒法

本法是使用有毒的中药以治疗体表某些疑难病证的外治方法，如皮肤癌、慢性深在性溃疡或窦道。多为湿热瘀滞、痰凝聚结所致，当以药物之毒攻其病邪之毒，使其恶肉腐脱离体而去。一般外用红升丹、白降丹分部、分次将其癌瘤腐脱，几经创面换药，俟其腐尽、肌生、皮长。当然，进行癌瘤局部切除不失为良策，但有复发或转移的可能，而应用攻毒腐脱法治疗，其远期效果较好，但要严防蓄积性汞中毒。

七、创制新方，善用虫石

欧阳恒遣方用药，一方面遵循常规用药，另一方面独辟蹊径，特别是后者尤多特色。如应用桃红四物汤治疗带状疱疹后遗神经痛，发于头面部加羌活、藁本；发于胸胁部加川楝子、延胡索；发于下肢加牛膝、黄柏；发于上肢加桑枝、姜黄；鉴于疾病在不同发展阶段主证、兼证的变化，在主方上随证加减，以使方药更好地适应比较复杂的病证，更多地发挥效应，收到预期效果。如脓疱型银屑病，欧阳恒老师根据病情的发展，分"三期"论治，即毒热期、缓解期、康复期，总以清热解毒之黄连解毒汤为主。毒热期，合清热凉血之清营汤；缓解期，合益气养阴之竹叶石膏汤；康复期，则合滋阴养胃之益胃汤，可收到临床治愈的效果。对于皮肤疑难杂症，欧阳恒老师在常规治疗效果不明显的情况下，善于深入研究，大胆创新，疗效卓著。如治疗白癜风用"以色治色"疗法，创紫铜消白方；治疗寻常性银屑病，治以清热解毒、益气养阴之法，创竹黄方；治疗慢性荨麻疹独辨阳虚寒凝证，治以温经通络，祛风止痒，创当归玉真方。治疗顽固型痤疮，以清肺泄热，解毒化瘀之抑痤方等，临床每获良效。此外，对于一些顽固性湿疹、结节性痒疹等瘙痒剧烈的皮肤病，欧阳恒老师在辨证施治的同时，加用虫类搜风止痒药，如蜈蚣、全蝎、小白花蛇、乌梢蛇、鼠妇虫、僵虫等，疗效更佳。由于皮肤瘙痒引起夜寐难安，常加用珍珠母、灵磁石、代赭石等。

八、内外兼理，防治并重

"有诸内必形于外，有诸外必本于内"。外科之宗陈实功尝言："内之症或不及其外，外之症则必根于其内，然治外较难于治内"。杨志波认为外科之病虽形于表，其本在脏腑，临证应重视病机演变，治疗之法应内外通调，内治为本，外治为标，提倡病证结合，善于权衡标本缓急。

皮肤病病种繁多，多属难治顽固之疾，而临床常见皮肤病虽能治愈，但易于反复，时发时止，并非临床治愈即一劳永逸。基于此杨志波认为，皮肤病应坚持"治未病"防治并重的理念。上工治未病，不治已病，要注重"未病先防，既病防变"，而不要盲目追求短期疗效，贪求功利，目光短视，而致"病已成而后药之，乱已成而后治之，渴而穿井，斗而铸锥"。中医治疗皮肤病的优势在探病求本，标本兼治，本于阴平阳秘、脏腑协调、气血充盈、经络通畅，此有赖于先天之本肾的禀赋强弱和后天之本脾胃的调养充实。先天之本因人而异，得之父母，难以改变，后天之本，虽有先天之强弱，然其损伤和健旺全赖后天之调治。饮食入胃，游溢精气，上输于脾，脾气散精，洒陈于六腑，和调于五脏，冲和百脉，颐养神明，利关节，通九窍，滋志意者也，故四季脾旺而不受邪。治疗皮肤病必重脾胃调养，方中每每见到薏苡仁、茯苓、党参、白术、山药、麦冬等，且贯穿治疗始终，实取其固本健脾护胃之意。同时告诫患者注意调摄预防疾病复发，做到饮食有节、起居有常、劳逸适度、情志调畅，方能使正气存内，邪不可干，颐养天年。

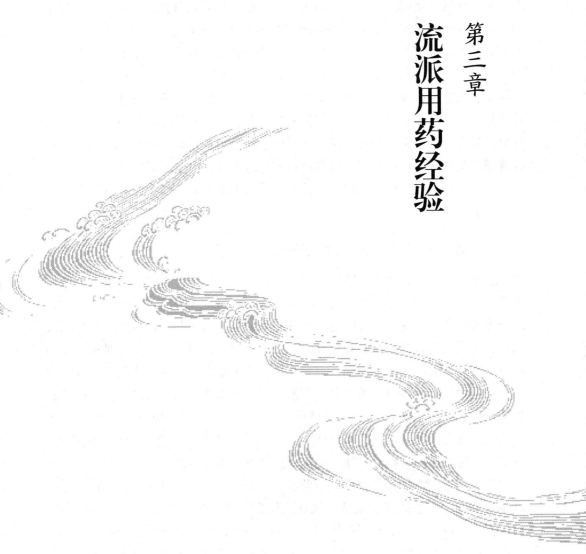

第三章

流派用药经验

第一节　取象比类法指导临床用药

取象比类法是中医学最常用的思维方法，它是在天人相应整体观思想指导下，由宏观认识微观，以一般推测个别，由抽象进而到具体，实现由一个领域到另一个领域的过渡，从而为医学研究提供重要的思维途径，对中医学理论的形成起到了积极作用。欧阳恒教授从这一理论出发，认为皮肤上表现的各种皮损，往往是脏腑失衡的外在直接表现。皮肤是人体的最大器官，居人体最表层，和各个脏腑之间必然存在着密切的联系。脏腑的阴阳、气血、虚实等关系的变化必然反映到体表上来，因此，根据这种司外揣内的逻辑思维规律，针对皮肤病的表现出来的红斑、丘疹、结节、风团、肿瘤等皮损的不同形态，模拟其皮损外形酷似或近似某些药材之外观，在辨证或辨病准确的基础之上，选用这类药物来治疗相应的疾病，运用直观论治法有效地指导着临床实践，取得很好的临床效果。

一、取象比类法的哲学理论基础

取象比类，指运用带有感性、形象、直观的概念、符号表达对象世界的抽象意义，通过类比、象征方式把握对象世界联系的思维方法，又称为"意象"思维方法。具体地说，就是在思维过程中以"象"为工具，以认识、领悟、模拟客体为目的的方法。取"象"是为了归类或比类，即根据被研究对象与已知对象在某些方面的相似或相同，推导在其他方面也有可能相似或类同。取象的范围不是局限于具体事物的物象、事象，而是在功能关系、动态属性相同的前提下可以无限地类推、类比。《黄帝内经》提出"人与天地相参"的观点，"天地合气，命之曰人"，认为人与自然界是一个统的整体，人体是自然界的产物，同动、植物及非生命物质一样，也是自然界的产物，所以，人体与动、植物及非生物有相通的共同的物质基础。即所谓"物从其类、同形相趋、同气相求"就是取象比类思想的高度概括。该理论认为，药物的功用由形、色、味、体、质、所生之地、所成之时等自然特性决定。中药的四气、五味、升降、浮沉理论都是取象比类思维的产物，并且直接指导中药功效的发掘，历代医家无不看重这一思维方法。其在中药学的发展史中丰富和发展了中药学理论，有些内容至今仍作为解释药物性能的理论依据及临床用药归纳。如花朵多生于植物的顶端，故其药用功能多是治头部疾病，有"诸花皆升"之说；藤类植物如鸡血藤、海风藤、青风藤、安痛藤因其枝干运送水分营养的功能强大，故能治疗肢体、关节疾病；石头沉重易下沉，所以矿物类药多用于重镇潜阳，如磁石、珍珠母等谓之安神；骨、肉、脏器之类药品能治疗人身体中与之相同或相近部位虚损类疾病，如驴胶、紫河车、阿胶，被称为"血肉有情之品"，临床用治气血亏虚的患者；核桃仁酷似人脑沟回，故以之补脑。"治胃以胃，以心归心，以血当血，以骨入骨，以髓补髓，以皮治皮"，就是中医学中的直观论治法。欧阳恒教授善于运用直观论治法，并强调直观论治应建立在辨证论治的基础之上，是辨证论治的延伸和扩展。

二、取象比类法在临床中的应用

皮肤是人体最大器官，皮肤病也是人体最常见和多发的疾病，取象比类法在皮肤病的治疗中应用最为广泛，并且也最为形象。皮类药物用于皮肤疾患，历代多有例证，《神农本草经》列皮类药 16 种，其中论五加皮"主疽疮阴蚀"，论肉桂能"和颜色"，蛇蜕"主虫毒"，开皮类药物治皮肤疾患之先河。明代陈实功用川槿皮、海桐皮治顽癣之必效方；王肯堂用治风瘾疹的桦皮散及地骨皮汤；李时珍之洁肤悦面的白杨皮散；汪昂在《本草求真》述"为枝者达四肢，为皮者达皮肤……此上下内外各以其类相从也"，"凡药有形性气质，其入诸经，有因形相类者，有因性相从者，有因质相同者，自然之理以意相得也"；张秉成论《华氏中藏经》五皮散："皆用皮者，因病在皮，以皮行皮之意"。天地赋形，不离阴阳，形色自然，皆有法象，《素问·示从容论》云："夫圣人之治病，循法守度，援物比类，化之冥冥"，取象比类，察上可及下，视左可言右。近代皮肤科专家赵炳南在《麻科活人全书》五皮饮的基础上创多皮饮用治湿疹、急慢性荨麻疹，更是以皮治皮思想指导下对皮类药物的应用。欧阳恒教授吸取了前人在这方面的思想，并总结自己四十余年来使用皮类药物治疗皮肤疾患的临床经验，把"以皮治皮"的思想上升为一种直观疗法，成为其治疗外科患者的直观论治法之一。皮类药物不仅在部位上与人体皮肤相类，而且不少皮药的形态更是酷似某些皮病之直观形态，如松树皮之与银屑病，白杨皮之与玫瑰糠疹，蝉衣、蛇蜕之与剥脱性皮炎等。如对于干燥、轻度脱屑的冬令乏脂性湿疹，采用谷糠皮等煮水进行糠浴疗法，可以起到较好止痒的效果，同时还可改善患者皮肤屏障功能。欧阳恒教授在内服药的基础上，嘱患者自取相类之皮药煎水外洗，反应效佳。

皮类药物按颜色可分为两大类：深色（皮内表面显棕褐色或紫褐色者）类及浅色（皮的内表面显类白色、黄白色为主）类，其中深色类皮类药材多甘温或甘平，以行气、活血、祛风、温通等功效为主，如牡丹皮、紫荆皮、香加皮、厚朴、土荆皮、杜仲、桂皮、蝉衣、蛇蜕、橘皮、海桐皮、姜皮、合欢皮等；浅色类皮类药材则性味多苦寒，以清热解毒、燥湿止痒为主，如白鲜皮、秦皮、川楝皮、桑白皮、地骨皮，苦楝皮、黄柏、椿根皮、石榴皮等。在具体运用中，熟知这些药材的特性，在辨证的基础上使药味加减更为灵活。

（一）以皮治皮法

以皮治皮法是欧阳恒教授根据中药药象学原理，结合辨证论治而创立的一种治疗皮肤病的方法，它以采用药物的皮部入药，来治疗某些皮肤病。"以皮治皮"是在辨证论治基础之上的"以皮治皮"。辨证论治是中医的精髓，"以皮治皮"不能脱离这一原则。"以皮治皮"理论最早见于《本草纲目》，李时珍言："以胃治胃，以心归心，以血当血，以骨入骨，以髓补髓，以皮治皮。"汪昂在《本草备要》中亦有云："药之为枝者达四肢，为皮者达皮肤，为心、为干者内行脏腑。"针对该思想，陈明岭等介绍艾儒棣教授经验认为，"皮类药取材于植物器官外表，同人体皮肤一样俱为身体之藩篱、卫外之屏障，多具祛风、固表功用"。通观古今医家对"以皮治皮"理论的探讨，大多是基于临床经验和"取象比类"思维进行阐释。皮肤疾患临床多辨为湿热、风热、热毒、血虚风燥、血热等证，而皮类药物的功能亦多为清热利湿、疏风散热、清热解毒、利水渗湿、杀虫止痒和凉血等，在辨证的基础上合理选用皮类药物，常可收到事半功倍的效果。如湿热者可酌选白鲜皮、桑白皮、秦皮、椿皮、黄柏；风热者可选用蛇蜕、蝉衣；湿胜者可选用茯苓皮、冬瓜皮、大腹皮、石榴皮；血瘀血热者选牡丹皮、地骨皮；杀虫止痒的苦楝皮、土荆皮、海桐皮、木槿皮；温中散寒的干姜皮、桂皮；疏肝行气、散结消滞的青皮、合欢皮、瓜蒌皮；还有行气燥湿之厚朴及补益肝肾之杜仲。此外，还有松树皮、杉树皮、白杨皮、桦树皮、樟树皮、榕树皮等常见之树皮；苹果皮、陈皮、丝瓜皮、梨皮、花生衣、绿豆衣、黑豆衣、扁豆衣等瓜果之皮，药源丰富，为"以皮治皮"提供了丰富的药物基础，可广泛用于湿疹、银屑病、玫瑰糠疹、硬皮病、真菌性皮肤病、疥疮、荨麻疹、药疹、接触性皮炎、神经性皮炎、瘙痒症、角化性皮肤病、紫癜等多种常见皮肤病，临床上可视具体情况选用一种或多种入方，常可收良效。

但是皮类药物的选用切忌盲目追求标新立异，不可强求大队皮药的堆砌，而要注意药物之间的相须相使的配伍关系，如海桐皮配伍百合用治角化过度性湿疹，海桐皮祛其湿以治其本，百合润其肺以治其标，二者相合，能使角质层软化，有利于药物的渗透，从而功效自显。再如地骨皮配合皂矾外用治疗手足癣，皂矾杀虫止痒以祛其因，地骨皮清肺润肤以杜其变，在临床上常收良效。牡丹皮配栀子，牡丹皮味辛能散能行，苦寒能清能降，入血分而泄血中伏火，栀子苦寒，其性清利，偏走气分，善清气分郁热，通泄三焦实火，又能凉血解毒，消肿止痛，两者合用，有气血两清之功，如丹栀逍遥散常用于肝郁化火之痤疮、酒渣鼻、神经性皮炎、银屑病等。牡丹皮配生地黄，牡丹皮味苦微寒，偏走血分，清血中之热，辛香疏散，入肾经，善透达阴分伏热，生地黄甘寒质润，苦寒清热，入营血，是清热凉血养阴生津之要药。二药相须为用，凉血又散瘀，清热又宁络，热清津生，协同增效。常用于皮损偏红的皮肤病及疮疡，如多形红斑、银屑病、急性荨麻疹、痈疽等属血热型者。

（二）以色治色法

即采用与皮损颜色相反的外观色泽的药物治疗皮损的一种治疗方法。热者寒之、寒者热之是基于阴阳学说确立的治疗原则。以此类推，白色与黑色、深色与浅色互为对立，因此在色素类皮肤病的治疗中，辨证论治的同时兼顾以色治色的理念，可获得满意的疗效。青主肝、赤主心、黄主脾、白主肺、黑主肾，五色对应五脏，根据五行生克关系理论，肺金生肾水，母病及子，故泻南补北，补肾水以济肺金，故对于色素减退性皮肤病，如白癜风，可采用黑色药物治疗；金水相生，滋肺金以生肾水，因此对于色素增多性皮肤病，如黄褐斑等，可采用白色药物治疗。在辨证论治的基础上加用与皮损颜色相反的药物，可达到满意的临床疗效。如白癜风为白色皮损的疾病，在调和气血，滋补肝肾的综合治疗基础上，加用颜色较深的黑色、紫色等药物，如紫丹参、紫河车、红花、熟地黄、黑芝麻、旱莲草等治疗。黄褐斑是发生在颜面部的色素沉着性皮肤病，对称性地分布于面颊部，病因较为复杂，中西医皆无有效的治疗方法。中医学大多认为气血亏虚、肝气郁结所致，在疏肝活血、益气的基础上加用白芷、白及、白蒺藜、白僵蚕、白术等，可使色素沉着的皮肤颜色变浅或消失。

欧阳恒教授指出，以色治色法，即是以药物之外观色泽反其皮损颜色的治疗方法。如治疗白癜风病，在调和人身气血、滋益肝肾的治则下，多选用黑色、紫色或紫红色药物。他研创的"紫铜消白方"中就是以紫铜矿、紫丹参、紫河车、紫背浮萍等带色药物，针对白癜风之白斑而发挥治"白"的作用来进行组方设计的，因而临床能够取得较好的疗效。再如黄褐斑、黑变病、雀斑以及雀斑样类色素病，多为忧思抑郁、血虚不华，在补肾活血、疏肝解郁类法治疗的同时，常用玉容散类药如白芷、白及、白蒺藜、白僵蚕等药蘸以洗面，以白对黑而发挥其治"黑"的作用。这是历代许多医家都有效验应用的记载，并得到临床治验与研究成果支持。如"肾着祛斑颗粒剂"选药以白（浅）色类药物组合成方（白芍、白鸡冠花、白术、白茯苓、白芷、天花粉、白僵蚕、白芥子等10味），取"以白反黑"之意。反过来，治疗白癜风的"消白合剂"以紫黑（深）色类药物组合成方（紫铜矿、紫丹参、紫河车、紫背浮萍等）"以黑治白"，在临床治疗中亦取得良好疗效。临床经验表明，老年患者单纯服用具有补肾之黑色食品，如黑芝麻、黑豆、红枣、核桃类，用路路通共煮煎液内服，有时也可收到意想不到"以黑治白"的效果。自然的物质与人体在生理方面的功能是有相互影响的。《素问·五脏生成篇》说："色味当五脏：白当肺、辛，赤当心、苦，青当肝、酸，黄当脾、甘，黑当肾、咸。"张介宾在《景岳全书·传忠录》中更是肯定道"以五色分五脏，其理颇通"。在辨证或辨病准确的基础上，选用这类药物来治疗相应的疾病，就是直观论治法。欧阳恒老师根据色素性皮肤病黑白颜色盈亏的特点，中医五行学说"金（肺）水（肾）相生"的原理，以及"白色入肺，黑色入肾"的五色配五脏理论，用"消色以色或以色消色"对色素性皮肤病进行治疗。采用黑色类药物治疗白癜风等色素减退性皮肤病，用白色类药物治疗黄褐斑等色素增加性皮肤病的思想，是深刻把握中医药辨证论治精华及色素病病因病机的综合因素考虑的结果，体现了辨证、辨病诊治的丰富内涵，为更好地提高难治性病证的疗效提供了一条颇具意义的思路。

中药色象理论的提出与研究展望如上所述，中医在长期的临床实践中积累了应用白色药物（如白芷、白茯苓、白僵蚕等）治疗色素沉着类皮肤病（如黄褐斑、皮肤黑变病），应用黑色药物（如何首乌、黑芝麻、丹参等）治疗色素减退类皮肤病（如白癜风、白发）的治疗经验，实践证明是行之有效的，自古就有许多例证。如《神农本草经》中载有白僵蚕"减黑皯，令人面色好"。《普济方》载有"七白丸"（以白附子、白及、白蔹、白芷、白僵蚕、白术、白茯苓等份制丸），治面上䵟色及雀斑。欧阳恒教授将此类以白治黑，以黑治白之法总结为"以色治色法"。在对"以色治色法"的研究中，我们不难发现中药药材颜色与疗效是相关的。为了表述方便，我借鉴"藏象学说"的有关理论，将这种表明药材颜色与疗效相关的现象，称之为中药色象。现代研究表明，许多临床常用于治疗白癜风的中药对酪氨酸激酶受体蛋白基因蛋白表达有促进作用，从而促进黑素细胞的增殖、促进黑色素的形成，是中药治疗色素病的重要靶点。

（三）以形治形法

以形治形法是选用外形与疾病形态相似的动、植物药材来治疗相应疾病的方法。如银屑病的皮肤为红色斑块表面覆盖银白色鳞屑，不论其属于血瘀型、肾阳虚型、肝肾亏虚型、血燥型或寒湿型，在辨证论治的基础上，加用琥珀、杉树皮、松树皮、牡丹皮或枫树皮等相应外观的树皮类药材，可以获得更好的疗效。若是关节型银屑病可加用相应植物的节，如松树节、桑枝节、桂枝节等，均有良好的疏通关节、通络止痛的功效。

欧阳恒教授治疗荨麻疹，根据其皮损外形如花瓣，焮红或淡红，故在辨证治疗的基础上加用花瓣类药物，如鸡冠花、槐花、凌霄花、红花等，可明显增加疗效。

【医案】周某某，男，22岁。主诉：皮肤起风团伴瘙痒8个月。

病史：8个月前全身泛发大片风团，时起时消，瘙痒甚，自觉皮肤灼热，口干，服"西替利嗪""依匹斯丁"等西药，易消退，停药再发，其余无异常。

专科检查：全身大片水肿性红斑，皮温偏高，舌质红、苔薄黄，脉细数。中医诊断为瘾疹，辨证属于血热证，治以凉血清热，祛风止痒。

方药：凉血五花汤合脱敏煎加味，2个疗程而愈。

又如治疗皮肤癌，局部病变类似菜花，其表面高低不平，临床上用具有凹凸不平外形的蟾蜍皮、蛤蚧、守宫作为治疗该类疾病的常用配伍药物，有活血化瘀解毒的功效，又有调节免疫的作用，取得满意的临床疗效。再如结节性皮肤病，在辨证及辨病的基础上多配伍夏枯草、牡蛎、僵蚕、山慈菇等可明显提高临床疗效。

（四）以毒攻毒法

即将药性猛烈之毒药进行适当的炮炙或配伍，用以治疗顽固肤疾的方法。如治疗结节性痒疹，可重用虫类祛风解毒药，如全蝎、蜈蚣、小白花蛇等。神经性皮炎、银屑病用斑蝥酊等，皮肤淀粉样变外用狼毒、大枫子等。其他如金属类水银、砒霜均可炼制后适当外用，拔毒祛腐生肌。若是疮疡兼腑结不通，一般泻药难下，用巴豆仁可解危难之急。以毒攻毒法是中医独特治法之一，其思想萌芽可上溯到周易，同声相应，同气相求。水流湿，火就燥。其含义是指万事万物在相互联系的各个方面，只要在某一点上存在相同，便会在某一方面存在着亲和感召、互补顺应、协调有益的联系和作用。以毒攻毒可以认为是同气相求，从基本原理上讲也是一种相生相克的现象，同根生的事物具有相似相融的性质。伐柯之道，唯斧乃能之，此以类求其类也。同理，中医的毒药以攻毒，是因药物与病气同气，气以类聚，从其类以除也，从而达到以偏纠偏、相反相成的目的。中医以毒攻毒思想肇端于《素问·六元正纪大论篇》"有故无殒，亦无殒也"。周慎斋遗书解释为："盖妇人重身，有故则无殒，毒药无碍也。

大凡因胎而有病，安胎为主；因病而胎不安，宜治病为急，所以重身可用毒药也。"可见，只要药证相宜，即使是毒药，恰当使用也不会损伤身体。如《医法圆通·药弊端》说："病之当服，附子砒霜皆是至宝；病之不当服，参芪鹿茸枸杞皆是砒霜。药能中病，毒药皆圣药也；药不对症，即使性质平和亦会伤身。"表明只要身体有疾病，即使在妊娠期、胎产期，也可用药治疗。强调了毒药具有相对性，用之合理则有毒可变无毒；用之不得法，药过病所、个体特异等，无毒也可变有毒。

中医外科史上的"以毒攻毒"的方法历史悠久，当时被疯狗咬伤者，即处死疯狗取其脑髓外敷伤口。在皮肤科有"以毒攻毒"法治疗顽固性皮肤病的传统，如用全蝎、蜈蚣为首的毒性药物加辨证论治的方法治疗各种皮肤病。疣类皮肤病是接触 HPV 病毒所致的以赘生物为主要表现的皮肤疾患。狼毒治疗肛周尖锐湿疣就是"以毒攻毒"疗法的体现，外用既避免了药物的毒性，又可使药物直达病所，疗效更佳。基于"以毒攻毒法"运用狼毒外洗方治疗肛周尖锐湿疣的疗效观察重症型脑疽患者，即所谓颈痈合并脓毒血症病人，为防疽毒内陷，往往运用含有砷汞之丹药制剂，施治于局部，用以煨脓长肉，或拔毒蚀腐，腐去肌生令皮长。

欧阳恒老师曾跟随我科外科元老肖梓荣教授承袭下来治疗皮肤癌的宝贵经验，就是采用自制的降丹药五虎丹，调剂成各种剂型，依序适量贴敷或嵌顿于癌瘤组织部位，使恶性肿块先后蚀落殆尽，遗留疮面以生肌药收口。这些都是"以毒攻毒"治重病。

欧阳恒教授提倡对于一些顽固性皮肤病、疮疡病和癌瘤翻花，可以用以毒攻毒的疗法提高疗效。如对于银屑病可用狼毒制剂，对于白癜风可用硫黄、轻粉、密陀僧、雄黄、蛇床子等药配制成酊剂外用，对于血栓闭塞性脉管炎多在辨证施治的基础上加服四虫丸（全虫、蜈蚣、水蛭、虻虫）等，均有很好的治疗作用。

（五）寓搔治瘙法

痒是皮肤病最为常见的自觉症状，有时其痒难忍，以搔之出血为快，一般用手指轻轻搔刮，或以竹爪代为搔抓工具。寓搔意治瘙，即是模拟搔爪之类外部形象选用带钩、刺、棘类药物，如佛手、皂角刺、蒺藜、钩藤等，加入到祛风换肌、搜风止痒或养血润燥的方药中去，对于瘙痒症状的缓解具有增强效应。佛手，原本是疏肝解郁、理气宽胸治疗胃腹症的一种良药，但经过研究证明其部形态似人的手指，手指抓搔可止痒，因此联想到凡是形似抓搔用的搔爪类药材，或凡带刺、带棘类药材，如皂角刺、蒺藜、路路通等，都有可能发挥抓搔功能的作用。在瘙痒性疾病祛风止痒治疗中，适当地加上佛手等，其协调方中主药调气活血、祛风止痒的效果是肯定的。这就是"寓搔意治瘙法"的方法。

第二节　以皮治皮

白鲜皮

【一般认识】白鲜皮性寒，味咸、苦，入肺、小肠经，有清热燥湿、祛风止痒、解毒的作用。治疗风热湿毒所致的风疹、湿疹、疥癣、黄疸、湿热痹。现代研究发现白鲜皮具有抗菌、止痒、抑制变态反应等作用。

【皮科性能】白鲜皮是祛风通痹之要药，常用于湿热疮疡。《本草纲目》：白鲜皮，气寒善行，味苦性燥，为诸黄风痹要药。白鲜皮，入肺经，故能去风，入小肠经，故能去湿，夫风湿既除，则血气自活而热亦去。治一切疥癞、恶风、疥癣、杨梅、诸疮热毒。

【外用性能】白鲜皮煎水外洗对急性敏感性皮炎、亚急性敏感性皮炎、特异性皮炎、神经性皮炎、阴囊湿疹等变态反应性疾病具有很好的止痒消炎的作用。

【配伍应用】常与苦参、蛇床子、地肤子、黄柏配伍煎水外洗。与苦参、乌梢蛇等配伍内服搜风除湿止痒。

【剂量要点】本品内服6~15g。外用可增加用量30~50g。

【各家论述】《药性论》：治一切热毒风，恶风，风疮，疥癣赤烂，眉发脱脆，皮肌急，壮热恶寒；主解热黄、酒黄、急黄、谷黄、劳黄等。

《本草原始》：治一切疥癞、恶风、疥癣、杨梅、诸疮热毒。

《神农本草经》：主头风，黄疸，咳逆，淋沥，女子阴中肿痛，湿痹死肌，不可屈伸，起止行步。

【常用方剂】白鲜皮汤、白鲜皮散。

茯苓皮

【一般认识】茯苓皮性平，味甘淡，入肾、膀胱经，有利水、消肿的作用。用于小便不利、水肿等症，药性平和，利水而不伤正气，为利水渗湿要药。

【皮科特性】茯苓皮善消皮肤水肿，茯苓皮行水而不耗气，对水肿、急性湿疹渗出明显的尤为有效。

【外用性能】茯苓皮一般不作为外用。

【配伍应用】凡小便不利、水湿停滞的证候，偏于寒湿者，配伍桂枝、白术等；偏于湿热者，配伍猪苓、泽泻等；属于脾气虚者，配伍党参、黄芪、白术等；属虚寒者，配伍附子、白术等。治疗脾虚运化失常所致泄泻、带下，配伍党参、白术、山药等；治疗心悸、失眠等症，配伍人参、远志、酸枣仁等。

【剂量要点】茯苓皮用量在 10~30g 之间。

【各家论述】《本草纲目》：主水肿肤胀，开水道，开腠理。

《医林纂要》：行皮肤之水。

【常用方剂】五皮饮、五苓散、苓桂术甘汤。

五加皮

【一般认识】五加皮性温，味辛、苦，入肝、肾经。有祛风湿、补益肝肾、强筋壮骨、利水消肿的作用。用于风湿痹病、筋骨痿软、小儿行迟、体虚乏力、水肿、脚气。总的来说，五加皮是个补益强肾的药物。现代研究表明五加皮具有抗炎、镇痛、镇静、抗应激作用。

【皮科特性】五加皮是五加科植物的根皮，本品辛能散风，苦能燥湿，温能去寒，温肾而除湿利水，且兼有补益之功，对于肝肾亏虚型的皮水疗效甚佳。

【外用性能】五加皮少有外用。

【配伍应用】强壮筋骨。用于肝肾亏损引起的腰膝酸软、筋骨软痛，常与杜仲、巴戟天、川续断等同用，也可以本品配杜仲、川续断、当归等泡酒饮。利水，治疗水肿，常与茯苓皮、生姜皮、大腹皮等同用，如五皮饮。

【剂量要点】一般用量在 10~15g。

【各家论述】《神农本草经》：主心腹疝气，腹痛，益气疗躄，小儿不能行，疽疮阴蚀。

《本草再新》：化痰除湿，养肾益精，去风消水，理脚气腰痛，治疮疥诸毒。

《云南中草药》：治跌打损伤，骨折，疮毒，疟疾。

【常用方剂】五皮饮、五加皮丸。

蝉蜕

【一般认识】蝉蜕性寒，味咸、甘，无毒，归肺、肝经，有散风除热、利咽、透疹、退翳、解痉的作用。用于风热感冒、咽痛、音哑、麻疹不透、风疹瘙痒、目赤翳障、惊风抽搐、破伤风。

【皮科特性】蝉蜕是取其生长过程中退下的皮入药。在以皮治皮的论述中尤为突出。蝉蜕搜风止痒效果显著，用于麻疹透发不畅。现代研究表明，蝉蜕抗炎、抗过敏的作用非常显著，故经常用于治疗敏感性皮炎、皮肤瘙痒症、麻疹等。

【外用性能】蝉蜕少有外用。

【配伍应用】用于麻疹透发不畅：蝉蜕透发而有清热作用，因其主要为疏风热，故用于麻疹初起透发不畅者居多，常与牛蒡子、薄荷同用；但如热盛疹出不畅，又可配紫草、连翘等应用。用于目赤肿、翳膜遮睛：该品对风热引起的目赤、翳障及麻疹后目生翳膜，有明目退翳作用，可配菊花、谷精草、白蒺藜等应用。用于破伤风、小儿惊风、夜啼等症：蝉蜕既能祛外风，又能息内风而定惊解痉，对破伤风出现四肢抽搐，可配全蝎等同用；对惊风、小儿夜啼出现惊痫不安，可配钩藤等同用。祛风止痒：常配伍僵蚕、苦参、牛蒡子、石膏等治疗风疹、痒疹。

【剂量要点】常用剂量 6~9g。

【各家论述】《本草纲目》：治头风眩晕，皮肤风热，痘疹作痒，破伤风及疔肿毒疮，大人失音，小儿噤风天吊，惊哭夜啼，阴肿。

《名医别录》：主小儿痫，灰服之主久痢。

《药性论》：治小儿浑身壮热惊痫，兼能止渴。

《本草拾遗》：研，一钱匕，井花水服，主哑病。

《本草衍义》：治目昏翳。又水煎壳汁，治小儿出疮疹不快。

【常用方剂】消风散、快透散。

桑白皮

【一般认识】桑白皮性寒，味甘，归肺经，有泻肺平喘、利水消肿之功。一般用来治疗肺热咳嗽，常配伍杏仁、浙贝母、枇杷叶等宣肺平喘的药物。

【皮科特性】桑白皮在皮肤科最主要的用途是治疗皮水等阳水泛滥的证候。比如急性湿疹渗出过多，皮肤水肿小便不利。桑白皮用于肺热粉刺的效果也非常明显。

【外用性能】桑白皮少有外用。

【配伍应用】常入五皮饮或麻黄连轺赤小豆汤治疗风水、阳水等水邪泛滥。

【剂量要点】常用剂量 10~30g。用于利水消肿剂量宜大。

【各家论述】《药性论》：治肺气喘满，水气浮肿，主伤绝，利水道，消水气，虚劳客热，头痛，内补不足。

《本草纲目》：桑白皮，长于利小水，乃实则泻其子也。故肺中有水气及肺火有余者宜之。

【常用方剂】泻白散、补肺汤、五皮饮、加味泻白散。

地骨皮

【一般认识】地骨皮性寒，味甘，归肺、肝、肾经，有凉血除蒸，清肺降火的作用。主要用于阴虚发热、盗汗骨蒸、肺热咳嗽、血热出血等，西医诊为伤寒、副伤寒、肺结核属于阴虚者，各种出血属于血热妄行者。

【皮科性能】地骨皮可用于皲裂性皮肤病，皮肤粗糙，角化过度等。常配伍黄精。

【外用性能】地骨皮、黄精、侧柏叶等煎水外洗治疗手足癣角质肥厚，干燥脱屑；地骨皮治臁疮：地骨皮，去粗皮，以竹刀刮粉，焙干为细末，贴之。（《普济方》）

【配伍应用】地骨皮配白薇：地骨皮性寒善于清热凉血，味甘淡而不伤阴，长于治有汗之骨蒸；白薇泄热益阴，凉血除烦，善于清解营分之热。二者皆入血分，为退热除蒸之佳品，地骨皮善走肺、肾二经，偏清肺热，能除热于内；白薇善走阳明经，兼入冲任，偏清肌胃之热，透邪外出。二药相须为用，清里透表并施，具有滋阴凉血除蒸的功效。适用于血虚发热，阴虚之骨蒸潮热，温热病热入营分之午后发热，及原因不明的低热。

地骨皮配胡黄连：二者均有清热凉血、退虚热的作用。地骨皮能除肝肾虚火，清阴分伏热；胡黄连能退蒸消疳。二药配用，退虚热作用明显加强。适用于阴虚发热、骨蒸劳热、小儿疳热等。

地骨皮配牡丹皮：二者均有退虚热、凉血的作用。地骨皮长于凉血止血；牡丹皮善于凉血活血。二者相伍使用，退热除蒸作用明显增强。适用于骨蒸潮热，血热妄行之吐血、衄血等。

【剂量要点】10~30g。

【各家论述】《神农本草经》：主五内邪气，热中消渴，周痹。

《名医别录》：主风湿，下胸胁气，客热头痛，补内伤大劳嘘吸，坚筋，强阴，利大小肠，耐寒暑。

《药性论》：细锉，面拌熟煮吞之，主治肾家风。

《食疗本草》：去骨热消渴。

《本草纲目》：去下焦肝肾虚热。

桂皮

【一般认识】桂皮又称肉桂、官桂或香桂，性热，味辛甘，入肾、脾、膀胱经，有补元阳，暖脾胃，除积冷，通脉止痛和止泻的功效。主治命门火衰、肢冷脉微、亡阳虚脱、腹痛泄泻、寒疝、腰膝冷痛、闭瘕、阴疽流注、虚阳浮越之上热下寒等症。

【皮科性能】桂皮在治疗上热下寒证的皮肤科疾病中常有应用，如柴桂姜汤。也可起到引火归原的作用。

【外用性能】桂皮的外用比较多，可用于脐敷，穴位敷贴；皮肤科的阴疮熏洗，寒凝血滞的皮肤病。

【配伍应用】用于脾胃虚寒的胃脘冷痛，以及腹痛腹泻，常与干姜、附子同用；柴桂姜汤中可用桂皮温下；与黄连配伍治疗心肾不交证。

【剂量要点】内服是 3~10g，外用可适当增加剂量。

【各家论述】《本草拾遗》：治腹内诸冷，血气胀痛。

《海药本草》：补暖腰脚，破产后恶血，治血痢肠风，功力与桂心同。

《四川中药志》：益肝肾，通经脉，散风寒，除湿痹，暖腰膝，止呕吐。治筋骨疼痛，寒泄腹痛，霍乱呕吐，噎膈胸满，膀胱寒疝，腰膝现冷，风湿痹痛及跌损瘀滞等症。

【常用方剂】柴桂姜汤、桂附理中丸。

第三节　以色治色

白芷

【一般认识】白芷性温，味辛，归肺、胃、大肠经，有祛风湿、活血排脓、生肌止痛的作用。用于头痛、牙痛、鼻渊、肠风痔漏、赤白带下、痈疽疮疡、皮肤瘙痒。

【皮科性能】白芷可用于黄褐斑，这是白芷以色治色的典型表现，和白术、僵蚕、白附子、茯苓、白及、白蔹等配伍打粉蜂蜜调敷外用可显著淡化黄褐斑。

【外用性能】外用美白去斑，如九白散：白芷、白术、白及、白蔹、僵蚕、白附子、茯苓、天花粉、滑石粉，打粉过筛，调蜂蜜或鸡蛋清外用。

【配伍应用】祛风解表：常与苍耳子、辛夷等配伍，如九味羌活汤。祛风止痛：常与川芎、细辛等配伍，如川芎茶调散、都梁丸、白芷散。消散排脓：常与金银花、天花粉、皂角刺等配伍，如仙方活命饮、托里透脓汤。

【剂量要点】内服6~10g，外用可根据用途适当调整。

【各家论述】《药性论》：治心腹血刺痛，除风邪，主女人血崩及呕逆，明目、止泪出，疗妇人沥血、腰腹痛；能蚀脓。

李杲：白芷，疗风通用，其气芳香，能通九窍，表汗不可缺也。

《本草经百种录》：凡祛风之药，未有不枯耗精液者，白芷极香，能祛风燥湿，其质又极滑润，能和利血脉，而不枯耗，用之则有利无害者也。盖古人用药，既知药性之所长，又度药性之所短，而后相人之气血，病之标本，参合研求，以定取舍，故能有显效而无隐害，此学者之所殚心也。

《神农本草经》：主女人漏下赤白，血闭阴肿，寒热，风头（头风）侵目泪出，长肌肤，润泽。

【常用方剂】九白散、仙方活命饮。

白芍

【一般认识】性微寒，味苦、酸，归肝经、脾经，有平肝止痛、养血调经、敛阴止汗之功。属补虚药下属分类的补血药。白芍的用途其实非常广泛。比如柔筋止痛的芍药甘草汤、养阴补血的四物汤、止痢的芍药汤等。现代研究表明，白芍有解痉、镇痛、抗炎、抗心肌缺血等药理作用。

【皮科性能】白芍酸甘，可敛阴养血止痒，可用于阴血不足引起的肌肤失养的皮肤粗糙、瘙痒、皲裂。当归芍药散治疗黄褐斑的效果也比较显著，这也可以视为白芍以色治色的表现。

【外用性能】白芍很少外用。

【配伍应用】配伍甘草可缓急止痛，如芍药甘草汤；配伍当归可养血敛阴，如当归芍药散；配伍赤芍柔肝缓急，凉血养阴。

【剂量要点】10~50g内服。

【各家论述】《神农本草经》：主邪气腹痛，除血痹，破坚积，治寒热疝瘕，止痛，利小便，益气。

《名医别录》：通顺血脉，缓中，散恶血，逐贼血，去水气，利膀胱、大小肠，消痈肿，（治）时行寒热，中恶腹痛，腰痛。

《药性论》：治肺邪气，腹中疠痛，血气积聚，通宣脏腑拥气，治邪痛败血，主时疾骨热，强五脏，补肾气，治心腹坚胀，妇人血闭不通，消瘀血，能蚀脓。

《唐本草》：益女子血。

【常用方剂】四物汤、芍药甘草汤、当归芍药散、芍药汤。

赤芍

【一般认识】赤芍性微寒，味苦，归肝经，有清热凉血，散瘀止痛之功。用于温毒发斑、吐血衄血、目赤肿痛、肝郁胁痛、经闭痛经、癥瘕腹痛、跌扑损伤、痈肿疮疡。

【皮科性能】赤芍凉血活血，常用于治疗血热血瘀型的银屑病、紫癜、痤疮、痈肿疮疡等皮肤病。

【外用性能】赤芍很少外用。

【剂量要点】内服 10~15g。

【配伍应用】瘟毒发斑：常配伍水牛角、犀牛角、生地黄、牡丹皮等。痈肿疮疡：配伍金银花、天花粉、乳香、连翘等。血热吐衄：配伍白茅根、大黄、生地黄等。经闭痛经、癥瘕腹痛：常配伍当归、川芎、延胡索等。

【各家论述】《用药法象》：赤芍药破瘀血而疗腹痛，烦热亦解。仲景方中多用之者，以其能定寒热，利小便也。

《药品化义》：赤芍，味苦能泻，带酸入肝，专泻肝火。盖肝藏血，用此清热凉血……较白芍味苦重，但能泻而无补。

《本草求真》：赤芍与白芍主治略同，但白则有敛阴益营之力，赤则止有散邪行血之意……与白芍主补无泻，大相远耳。

【常用方剂】犀角地黄汤、血府逐瘀汤。

熟地黄

【一般认识】熟地黄性温，味甘，入肝、肾经，滋阴，补血。主治阴虚血少、腰膝痿弱、劳嗽骨蒸、遗精、崩漏、月经不调、消渴、溲数、耳聋、目昏。现代研究表明，地黄有延缓衰老、促进造血干细胞生成的作用。

【皮科性能】熟地黄作为一个典型的以色治色的药物在皮肤科的应用是比较广泛的。熟地黄色黑入肾经，配伍黑芝麻、核桃治疗头发早白、白癜风等经常会用到。

【外用性能】熟地黄很少外用。

【剂量要点】15~30g 水煎服。

【配伍应用】血虚诸证：配伍当归、白芍、川芎等，如四物汤。肝肾阴虚诸证：配伍山药、山茱萸等治疗腰膝酸软、遗精盗汗等，如六味地黄丸。配伍何首乌、菟丝子、牛膝等治疗精血亏虚须发早白等，如七宝美髯丹。

【各家论述】《珍珠囊》：大补血虚不足，通血脉，益气力。

《本草纲目》：填骨髓，长肌肉，生精血，补五脏、内伤不足，通血脉，利耳目，黑须发，男子五劳七伤，女子伤中胞漏，经候不调，胎产百病。

《本草从新》：滋肾水，封填骨髓，利血脉，补益真阴，聪耳明目，黑发乌须。又能补脾阴，止久泻，治劳伤风痹，阴亏发热，干咳痰嗽，气短喘促，胃中空虚觉馁，痘证心虚无脓，病后胫股酸痛，产后脐腹急疼，感证阴亏，无汗便闭，诸种动血，一切肝肾阴亏，虚损百病，为壮水之主药。

【常用方剂】四物汤、当归饮子、六味地黄丸。

鸡血藤

【一般认识】鸡血藤性温，味苦、微甘，归肝经，行血补血，调经，舒筋活络。用于月经不调、痛经、闭经风湿痹痛、手足麻木、肢体瘫痪、血虚萎黄。本品苦而不燥，温而不烈，行血散瘀，调经止痛，性质和缓，又兼补血作用，凡妇人血瘀，血虚之月经病均可应用。本品行血养血，舒筋活络，为治疗经脉不畅，络脉不和的常用药。

【皮科性能】鸡血藤舒筋活络，在治疗硬皮病，血液循环障碍引起的皮肤病时经常会用到。这也是鸡血藤以色治色的表现。

【外用性能】鸡血藤酒可用于四肢麻痹胀痛。

【剂量要点】10~30g 水煎内服。

【配伍应用】治血瘀之月经不调、痛经、闭经，配伍当归、川芎、香附等同用；治血虚月经不调、痛经、闭经，配当归、熟地黄、白芍等药用；治风湿痹痛，肢体麻木，配伍祛风湿药，如独活、威灵仙、桑寄生等药；治中风手足麻木，肢体瘫痪，配益气活血通络药，如黄芪、丹参、地龙等药；治血虚不养筋之肢体麻木及血虚萎黄，配益气补血药之黄芪、当归等药用。

【各家论述】《本草纲目拾遗》：其藤最活血，暖腰膝，已风瘫……壮筋骨，已酸痛，和酒服……治老人气血虚弱，手足麻木，瘫痪等证；男子虚损，不能生育及遗精白浊……妇人经血不调，赤白带下；妇人干血劳及子宫虚冷不受胎。

《饮片新参》：去瘀血，生新血，流利经脉。

【常用方剂】鸡血藤汤。

第四节　以形治形

桑枝

【一般认识】桑枝性平，味微苦，归肝经，是一种祛风湿药，并可利关节，行水气，常用于风寒湿痹，肩臂、关节酸痛麻木，脚气浮肿，肌体风痒。现代医学研究，桑枝具有较强的抗炎、抗菌、抗氧化、增强免疫等作用。皮科临床取其祛风湿之功，可用于止痒，配地龙常用于慢性湿疹、神经性皮炎等疾患。

【皮科性能】桑枝具有祛血中风热之功，可用于风热入营血所致遍体风痒、肌肤干燥、紫白癜风。在以形治形法中，根据皮损外观形态选用与皮损形态貌似的药物来治疗的方法，关节型银屑病可选用"节"类药物桑枝节等，有很好的辅助通络止痛功效。炒桑枝可加强桑枝除湿之效，使之祛风与除湿并重，常用于治疗上肢风湿痹痛、水肿脚气等。酒桑枝能增强祛风除湿、通络止痛的功效，常用于治疗上肢病变。

【外用性能】本品外用具有止痒之效，《本草撮要》："桑枝，功专去风湿拘挛，得桂枝治肩臂痹痛；得槐枝、柳枝、桃枝洗遍身痒。"桑枝煎水泡脚可治高血压：桑枝、桑叶、茺蔚子各15g。加水1000ml，煎成600ml。睡前洗脚30~40分钟。（辽宁《中草药新医疗法展览会资料选编》双桑降压汤）

【配伍应用】配伍桑叶，多用于风寒湿热痹证等；配伍桑寄生，补肝肾、壮筋骨、祛风湿、通络道、止疼痛、降血压；配桂枝温经散寒、通络止痛、祛风除痹效佳。

【剂量要点】本品小剂量9~15g常用于煎服，具有祛风湿、通经络、行水气之功；外用适量，煎水熏洗，具有止痒及降压等作用。

【各家论述】《本草撮要》：桑枝，功专去风湿拘挛，得桂枝治肩臂痹痛；得槐枝、柳枝、桃枝洗遍身痒。

《本草图经》：疗遍体风痒干燥，脚气风气，四肢拘挛，上气，眼晕，肺气嗽，消食；利小便，兼疗口干。

《本草蒙筌》：利喘嗽逆气，消焮肿毒痈。

【常用方剂】常用于桑枝汤、五枝汤、桑龙止痒丸。

桂枝

【一般认识】桂枝性温，味辛、甘，归心、肺、膀胱经，有发汗解肌、温通经脉、助阳化气、平冲降气之功。用于风寒感冒、脘腹冷痛、血寒经闭、关节痹痛、痰饮、水肿、心悸、奔豚。现代研究表明，桂枝有抗菌、抗病毒、利尿、镇痛、抗炎、抗过敏、抗肿瘤、促进血液循环等作用。蜜炙桂枝可缓和辛温发散之性，长于温中补虚，散寒止痛，多用于虚寒胃痛等。

【皮科性能】桂枝辛温，温经散寒，温通血脉，皮科临床常可用于阳虚寒凝型硬皮病、冻疮等；桂枝属于发散风寒药，临床常用于风寒型荨麻疹等；桂枝亦具调和营卫功效，皮科可用于营卫不和所致皮肤瘙痒症、多形红斑等；本着以枝走肢的取象比类法，如湿疹、特应性皮炎发于四肢者，在辨证的前提下，加用桂枝、桑枝等药作引经药，能使药物的治疗作用直达病所。

【外用性能】硬皮病洗方：桂枝 12g，地骨皮 10g，细辛 6g，肉桂 10g，路路通 15g，伸筋草 15g，鸡血藤 30g，花椒 10g，安痛藤 15g。功效：温经通络，化瘀止痛；主治：硬皮病、雷诺病。(《当代皮肤科名老专家丛书——欧阳恒》)

【配伍应用】配伍茯苓，治疗心阳不振所致心悸、气短；配伍甘草，治疗心阳虚、心下悸喜按者；配伍麻黄，治疗风寒发热、头痛、恶寒无汗；配伍生姜，治疗胃寒或胃中停饮所致的胃脘疼痛、泛吐清水、呕恶呃逆等症；配伍附子，治疗阳虚外感风寒湿邪所致畏冷、四肢疼痛。

【剂量要点】本品小剂量使用，可达宣阳行痹之功，大剂量使用时，擅长平冲降逆，用于治疗奔豚病或冲气上逆证。

【各家论述】《本草纲目》：麻黄遍彻皮毛，故专于发汗而寒邪散，肺主皮毛，辛走肺也。桂枝透达营卫，故能解肌而风邪去，脾主营，肺主卫，甘走脾，辛走肺也。

《本草汇言》：桂枝，散风寒，逐表邪，发邪汗，止咳嗽，去肢节间风痛之药也。气味虽不离乎辛热，但体属枝条，仅可发散皮毛肌腠之间，游行臂膝肢节之处。

《本草经疏》：实表祛邪。主利肝肺气，头痛，风痹，骨节挛痛。

《本草再新》：治手足发冷作麻、筋抽疼痛，并外感寒凉等症。

【常用方剂】桂枝汤、桂枝附子汤、茯苓桂枝甘草大枣汤、黄芪桂枝五物汤、桂枝龙骨牡蛎汤、五苓散。

鸡冠花

【一般认识】鸡冠花性凉，味甘、涩，归肝、大肠经，是一种收敛止血药，并有止带、止痢等功效。主治带下、崩漏、便血痔血、赤白下痢、久痢不止。现代研究表明，鸡冠花具有抗滴虫、引产等作用。皮科临床取其凉血、止血功效，常用于痤疮、玫瑰痤疮、紫癜等疾患。鸡冠花炒炭后凉性减弱，收涩作用增强。

【皮科性能】在以形治形法中，根据皮损外观形态选用与皮损形态貌似的药物来治疗的方法，急性荨麻疹发作时，皮损色红，堆垒成片的风团形似花蕾，治疗时在清热疏风的基础上加用鸡冠花、凌霄花等为辅助，以达轻解行瘀的作用。在治疗如黄褐斑、黑变病、雀斑以及雀斑样类色素病，多为忧思抑郁、血虚不华，在补肾活血、疏肝解郁类方法治疗的同时，欧阳恒教授取"以白反黑"之意，以白对黑而发挥其治"黑"的作用，选药以白（浅）色类药物组合成方，选用白鸡冠花等白色药物治疗色素性疾病常取得较好的疗效。

【外用性能】治额疽：鲜鸡冠花、一点红、红莲子草（苋科）各酌量，调红糖捣烂敷患处。（《福建中草药》）

治五痔肛边肿痛，或窜乳，或窜穴，或作疮，久而不愈，变成漏疮：鸡冠花、凤眼草各一两。上为粗末。每用粗末半两，水碗半，煎三五沸，热洗患处。（《卫生宝鉴》淋渫鸡冠散）

【配伍应用】配伍羌活、棕榈炭等，可治疗心肠风、痔疾；配伍白术可治疗白带过多；配伍苦葫芦可达降湿止滞之功；配伍凤眼草煎水洗，可治疗痔疮肛边肿痛，久而不愈，变成痔漏者。

【剂量要点】内服：煎汤，6~12g；或入丸、散。外用：煎水熏洗。

【各家论述】《滇南本草》：止肠风下血，妇人崩中带下，赤痢。

《本草纲目》：治痔漏下血，赤白下痢，崩中，赤白带下，分赤白用。

《玉楸药解》：清风退热，止衄敛营。治吐血，血崩，血淋诸失血证。

【常用方剂】常用于淋渫鸡冠散。

凌霄花

【一般认识】凌霄花性寒，味甘、酸，归肝经、心包经，是一种活血调经药，并有凉血祛风之功。常用于月经不调、经闭癥瘕、产后乳肿、风疹发红、皮肤瘙痒、痤疮。现代研究证明，凌霄花具有解痉、抗溃疡、降血胆固醇、止咳、抗癌、抗炎等作用。皮科临床取其凉血祛风之功，可用于皮肤瘙痒症、痤疮、玫瑰痤疮等疾患。凌霄花临床上多生用。

【皮科性能】在以形治形法中，急性荨麻疹发作时，皮损色红，堆垒成片的风团形似花蕾，治疗时在清热疏风的基础上加凌霄花等为辅助，以达轻解行瘀的作用。凌霄花具有清热凉血功效，在皮科临床中常用于血热型银屑病。凌霄花还可用于治疗白癜风病，在调和人身气血，滋益肝肾的前提下，多选取带色素性药材，黑色、紫色或紫红色的均可，"紫铜消白方"中就有紫丹参、紫背浮萍、紫河车、紫草、红花、凌霄花等外观颜色较深的药材组配而成，针对白癜风的白斑而发挥治"白"的作用。

【外用性能】治通身痒：凌霄花为末，酒调（《医学正传》）。治皮肤湿癣：凌霄花、羊蹄根各等量，酌加枯矾，研末搽患处（《上海常用中草药》）。治肺有风热，鼻生疮疱：凌霄花半两（取末），硫黄一两（别研），腻粉一钱，胡桃四枚（去壳）。先将前三味和匀，后入胡桃肉，同研如膏子，用生绢蘸药频频揩之（《杨氏家藏方》紫葳散）。治酒渣鼻：以凌霄花研末，和密陀僧末，调涂（《岭南采药录》）。

【配伍应用】配伍当归、赤芍等治疗经闭癥瘕；配伍桂心、木香等治疗妇人久积风冷，小腹疼痛；配伍当归、莪术，治妇人、室女月候不通，脐腹疼痛，一切血疾（《鸡峰普济方》紫葳散）；配伍羊蹄根，治疗皮肤湿癣（《上海常用中草药》）；配伍栀子，治疗酒渣鼻（《百一选方》）。

【剂量要点】内服：5~9g，煎服；外用鲜根适量，捣烂敷患处。

【各家论述】《本草衍义补遗》：凌霄花，治血中痛之要药也，且补阴捷甚，盖有守而独行，妇人方中多用。

《本草纲目》：凌霄花及根，甘酸而寒，茎叶带苦，行血分，能去血中伏火，故主产乳崩漏诸疾及血热生风之证也。

《本草经疏》：紫葳，入肝行血之峻药，故主妇人产乳余疾，及崩中、癥瘕、血闭寒热、羸瘦诸证；至于养胎，决非其性之所宜，用者慎之。

《本草崇原》：紫葳，近时用此为通经下胎之药。仲景鳖甲煎丸，亦用紫葳以消癥瘕，必非安胎之品，《本经》养胎二字，当是堕胎之讹耳。

《本经逢原》：凌霄花，癥瘕血闭，血气刺痛，疬风恶疮多用之，皆取其散恶血之功也。

【常用方剂】常用于紫葳散。

桃仁

【一般认识】桃仁性平，味苦、甘，入肺、肝、大肠经，是一种活血化瘀药，并有润肠通便、止咳平喘功效。常用于瘀血阻滞之经闭痛经、产后腹痛、癥瘕痞块、跌破损伤、肺痈、肠痈、肠燥便秘、咳嗽气喘等症。现代研究证明，桃仁具有祛瘀血、抗炎、抗菌、抗过敏、镇痛、抗肺纤维化等作用。炒桃仁偏于润燥和血，多用于肠燥便秘，心腹胀满等。

【皮科性能】在中医"取象"思维的理论基础上，形成"以形治形，以核治核"的治疗法则，代表性疾病为慢性前列腺疾病，即以核、仁类中药治疗前列腺疾病，一方面取其药物外观形似前列腺而引药达于病所，另一方面取其核仁类中药多活血散瘀、软坚散结之功效。中医认为慢性前列腺炎多从湿热瘀论治，而"病久入络，病久必瘀"，所以治以化瘀通络为主，常用代表方剂为橘核丸加减，常用核仁类中药，如橘核、荔枝核、桃仁等。桃仁具有活血止痛功效，皮科临床常可用于血瘀型带状疱疹后神经痛、结节性痒疹、顽固性慢性湿疹等皮肤病。桃仁破血行瘀，润燥滑肠，能治皮肤血热燥痒，皮肤凝聚之血。

【外用性能】治小儿烂疮初起：杵桃仁面脂敷上。(《子母秘录》)

治聤耳：桃仁熟捣，以故绯绢裹，纳耳中，日三易，以瘥为度。(《备急千金要方》)

治风虫牙痛：针刺桃仁，灯上烧烟出，吹灭，安痛齿上咬之。(《卫生家宝方》)

治女人阴户内生疮，作痛如虫咬，或作痒难忍者：桃仁、桃叶相等捣烂，丝绵纳裹其中，日易三四次。(孟诜)

【配伍应用】桃仁配伍大黄，二者伍用共奏泄热解毒、破积下瘀之功效；配伍火麻仁，增强润肠通便之功；配伍桑白皮，二者伍用有泻肺平喘止咳之功效；配伍苏木，治疗跌打损伤之瘀血、血滞经闭、产后恶露等。

【剂量要点】内服：煎汤，4.5~9g；或入丸、散。外用：捣敷。

【各家论述】《本草纲目》：成无己曰：肝者血之源，血聚则肝气燥，肝苦急，急食甘以缓之。桃仁之甘以缓肝散血，故张仲景抵当汤用之，以治伤寒八九日，内有蓄血，发热如狂，小腹满痛，小便自利者。又有当汗失汗，热毒深入，吐血及血结胸，烦躁谵语者，亦以此汤主之。与虻虫、水蛭、大黄同用。

《用药心法》：桃仁，苦以泄滞血，甘以生新血，故凝血须用。又去血中之热。

《本草纲目》：桃仁行血，宜连皮尖生用；润燥活血，宜汤浸去皮尖炒黄用，或麦麸同炒，或烧存性，各随本方。

【常用方剂】常用于桃核承气汤、抵挡汤、桃红四物汤、桂枝茯苓丸等。

橘核

【一般认识】橘核性平，味苦，归肝、肾经，是一种理气药，并具有散结、止痛功效。常用于疝气疼痛、睾丸肿痛、乳痈乳癖等。现代研究证明，橘核具有解热、镇痛、抑菌等功效。盐橘核能引药下行，增强理气止痛作用，常用于疝气疼痛。

【皮科性能】根据"以形治形，以核治核"的治疗法则，中医外科中橘核常可用于治疗慢性前列腺炎。

【配伍应用】配伍木香散寒湿，治疗寒湿疝气，睾丸肿胀之证；配山楂核常用于治疝气痛，两药相伍，争取散结止痛之力；配荔枝核，一偏入气分，一偏入血分，两药合用，祛寒止痛，散结消肿，治疝气疼痛、睾丸坠胀疼痛等症。

【剂量要点】内服：煎汤，3~9g；或入丸、散。

【各家论述】《日华子本草》：治腰痛，膀胱气，肾疼。炒去壳，酒服良。

《本草纲目》：治小肠疝气及阴核肿痛。

《本草备要》：行肝气，消肿散毒。

《医林纂要》：润肾、坚肾。

【常用方剂】常用于橘核丸。

第五节　寓搔意治瘙

皂角刺

【一般认识】皂角刺性温，味辛，归肝、胃经，是一种杀虫止痒药，并可消肿托毒，排脓。常用于痈疽初起或脓破不溃症状。现代研究表明，皂角刺具有抗菌消炎、抗病毒、免疫调节、抗凝血和抑癌细胞活性的作用。皮科临床取其消肿托毒、活血祛瘀之功，可达祛风止痒之效，常用于痤疮、神经性皮炎、手足癣等疾患。

【皮科性能】皂角刺功善消肿托毒，治风杀虫，性温味辛，走窜性强，具有载药透皮之功，引药直达病所，常用于湿热毒蕴所致的痈肿疮疡，或由内外风邪所致的瘙痒。皂角刺治疗风瘙痒疹，除了由于其性辛温善走窜可祛风散邪之外，另根据中医理论"以形治形"直观论治思维，皂角刺外形多棘刺，似搔抓竹爪类工具，可发挥抓骚止痒之功效。皮科临床常将皂角刺配疏风解表之品来治疗顽固性荨麻疹、顽固性瘙痒症；配伍清热除湿之品治疗痤疮、毛囊炎。

【外用性能】本品外用可杀虫，治疗疥癣麻风；皂角刺（半烧带生）15g，真蚌粉9g。上药研细。每服3g，酒调下，治乳痈（《仁斋直指方》）；皂角刺、蔓荆子各烧存性，等分为末，每温酒服6g。治产后乳汁不泄（《袖珍方》）；皂角刺烧为末，每服3g，温酒调下，治胎衣不下（《熊氏妇人良方补遗》）。

【配伍应用】配伍金银花、甘草、乳香、没药治疗痈肿初起；配伍黄芪、当归治疗体虚脓成难溃；配伍柴胡、白芷、漏芦、王不留行治疗产妇乳汁停滞。

【剂量要点】本品小剂量3~10g常用于煎服，可搜风拔毒、行气理气；中大剂量适合外用，和醋蒸汁后涂患处可活血消肿、排脓通乳。

【各家论述】《本草纲目》：治痈肿，妒乳，风疠恶疮，胞衣不下，杀虫。

《本草崇原》：定小儿惊风发搐，攻痘疮起发，化毒成浆。

《仁斋直指方》：皂角刺治恶疮。

《本草汇言》：皂角刺性锐力利，治疠风癫疾，遍身疙瘩，并一切风癣风疮，瘙痒风屑。与苦参同用，其力更倍。

【常用方剂】常用于仙方活命饮、全虫方、透脓散。

白蒺藜

【一般认识】白蒺藜性温，味苦，系一种平抑肝阳药，并可活血祛风，明目，止痒，常用于肝阳上亢证。现代研究表明，本品有调节酪氨酸酶活性、脱敏、降压、利尿、抑制金黄葡萄球菌和大肠埃希菌生长的作用。皮科临床取其活血祛风之功，可达止痒之效，常用于风疹瘙痒、荨麻疹、白癜风等疾患。

【皮科性能】白蒺藜祛风疏肝，常用于治疗色素障碍性皮肤病或瘙痒性皮肤病。白蒺藜性味辛散苦泄，质轻色白，既能宣散外束风邪，祛风止痒，又能平肝息内风，疏肝行气解郁，故而内外风邪所致皮肤病均可选用。白蒺藜治疗瘙痒类皮肤病，突出表现在其性平和，既可与祛邪药配伍，如清热祛湿之类，用于治疗湿热蕴结之湿疹、荨麻疹等；又可与滋补药配伍，如滋阴养血之品，用于治疗血虚风燥之神经性皮炎、银屑病等。白蒺藜又名刺蒺藜，多棘刺，根据"以形治形"的观念，寓意以"棘刺"制痒，配伍苍耳子、皂角刺、钩藤等药物，对于病变症状的缓解具有增强效应。

【外用性能】嫩白蒺藜有活血祛风之效，取嫩白蒺藜（以不扎手为好）外用反复擦拭于扁平疣皮损处，以疣体轻微潮红为度，每日1次，用药7~20天，疣体可全部脱落，且愈后不留任何痕迹。

【配伍应用】配伍荆芥、防风、沙苑子可治疗白癜风；配伍何首乌，名定风丹，祛风止痒用于银屑病、湿疹等；配伍钩藤、珍珠母、菊花治疗头痛眩晕症；配伍柴胡、香附、青皮治疗胸胁胀痛；配伍菊花、蔓荆子、决明子可治疗目赤肿痛；配伍当归、生地黄、荆芥可治疗神经性皮炎；配伍荆芥、防风、蝉蜕可治疗荨麻疹。

【剂量要点】本品小量6~10g可入丸散或水煎服，可以平肝、疏肝，起到祛风止痒，行气活血的作用，可用来治疗慢性湿疹、荨麻疹、风疹等疾病；中大剂量适合外用，常外用擦拭用于肥厚性或增生性皮肤病，或作为洗剂洁面，起美白之效。

【各家论述】《本草纲目》：白蒺藜，甘温无毒，补肾，治腰痛泄精，虚损劳乏。

《本草经解》：白蒺藜气温，禀天春和木之气，入足厥阴肝经，味苦无毒，久服心火独明。

《名医别录》：主身体风痒，头痛，咳逆伤肺，肺痿，止烦、下气；小儿头疮，痈肿阴痒，可作摩粉。

《植物名实图考》：蒺藜，用以开郁，凡胁上，乳间横滞气，疼痛难忍者，炒香入气药，服之极效。入肝经，故可疏肝解郁，用治胸胁疼痛，不舒，太息，乳闭不通。

《药性论》：治诸风疬疡，破宿血，疗吐脓，主难产，去躁热。

钩藤

【一般认识】钩藤性凉，味甘，归肝、心包经，是一种平肝息风药，并可用于清热、定惊，常用于肝风内动证。现代研究表明，本品有降血压、镇静、制止癫痫发作、抗惊厥、扩张血管等作用。皮科临床取其清热息风之效，以达止痒之效，常用于皮肤瘙痒症、慢性荨麻疹、湿疹等疾患。

【皮科性能】钩藤有钩和藤茎，故而拥有藤类药物的通性，可以祛风通络，治疗各类瘙痒性皮肤病，如湿疹、瘾疹等；而其性味寒凉，可以清热息风，治疗各种热性疾病，由湿热、火热之邪引起的各种皮肤病；钩藤有扩张血管的作用，即活血通络的功效，用于治疗瘀血阻络而成的斑疹也有较好的效果。

【外用性能】外用，可以清热息风止痒。

【配伍应用】配天麻、全蝎、僵蚕治疗小儿急惊风；配羚羊角、白芍、菊花治疗痉挛抽搐；配夏枯草、龙胆草、栀子治疗肝火上扰之头痛眩晕；配蝉蜕、薄荷治疗小儿惊哭夜啼。配伍紫草，治疗斑疹；配伍鲜首乌藤，治疗面神经麻痹；配伍牡蛎、阿胶、生地黄，可治疗经脉拘挛，手足瘛疭。

【剂量要点】本品常用剂量 3~12g，煎服，后下。小剂量常用于小儿夜啼，中剂量可用于重症治疗，大剂量适于外用，可以清热息风止痒。

【各家论述】《名医别录》：主小儿寒热，惊痫。

《本草纲目》：大人头旋目眩，平肝风，除心热，小儿内钓腹痛，发斑疹。

《本草述》：治中风瘫痪，口眼歪斜，及一切手足走注疼痛，肢节挛急。又治远年痛风瘫痪，筋脉拘急作痛不已者。

【常用方剂】常用于天麻钩藤饮、羚角钩藤汤、钩藤饮子。

佛手

【一般认识】佛手性温，味辛、苦、酸，归肝、脾、肺经。系一种疏肝理气药，并可用于和胃止痛，燥湿化痰，常用于肝郁气滞及肝胃不和证。现代研究表明，佛手有抑制胃肠道平滑肌、抗应激、调剂免疫、抗肿瘤的作用。佛手系一种疏肝理气药，并可用于和胃止痛、燥湿化痰，常用于肝郁气滞及肝胃不和证。治疗肝胃气滞、胸胁胀痛、胃脘痞满、食少呕吐、咳嗽痰多。现代研究发现，佛手对肠道平滑肌有明显的抑制作用；可减缓心率、降低血压、保护实验性心肌缺血；有抗炎、抗过敏、解痉、平喘、祛痰作用。佛手多糖对多环节免疫功能有明显的促进作用。

【皮科性能】佛手其功效是理气、活血、止痛，但其外形似人的掌指，手指可用来搔抓痒感的。因此联想到凡是形似抓搔用的搔爪类药材，或凡带刺、带棘类药材，如皂角刺、蒺藜、路路通等，都有可能发挥抓搔功能的作用。在养血润燥，或祛风活血组方中，酌情加入佛手，佛手在此方中具有止痒、提高痒阈的功效。这就是"寓搔意治瘙法"的方法。

【配伍应用】配柴胡、香附、郁金治疗脘腹痞满；配丝瓜络、瓜蒌皮、陈皮治疗咳嗽痰多；配伍木香、枳壳，治疗肺气郁滞胸闷及脾胃气滞；配伍青皮、川楝子，治疗肝气郁结及肝气犯胃之症；配伍枳壳、生姜，可治疗食欲不振。

【剂量要点】煎服，3~10g；或沸水泡饮，或入丸散。

【各家论述】《本草从新》：治气疏肝，和胃化痰。

《滇南本草》：补肝暖胃，止呕吐，消胃寒痰，治胃气疼痛，止面寒疼，和中行气。

《本草纲目》：煮酒饮，治痰气咳嗽。煎汤，治心下气痛。

《本经逢原》：专破滞气。治痢下后重，取陈年者用之。

《本草再新》：治气舒肝，和胃化痰，破积，治噎膈反胃，消癥瘕瘰疬。

《随息居饮食谱》：醒胃豁痰，辟恶，解醒，消食止痛。

《本草从新》：理上焦之气而止呕，进中州之食而健脾。

《本草从新》：治气疏肝，和胃化痰。

【常用方剂】常用于佛手汤、金佛止痛丸、复方三甲丸。

穿山甲

【一般认识】穿山甲性微寒，味咸，入肝、胃经，是一种活血化瘀药，并可通经下乳，消肿排脓，搜风通络。常用于气血瘀滞证。现代研究表明，穿山甲有降低血液黏度、增加股动脉血流量、抗炎、抗凝血的作用。经临床验证，凡属跌打损伤、关节肿胀、胁肋疼痛、半身不遂，以及各种淋巴结肿大、肿瘤包块和各种癌症均可以使用穿山甲进行治疗。皮科临床取其活血祛瘀，搜风通络之功，达消痈排脓，通利经络之效，为治疗皮科疮疡肿痛之要药。

【皮科性能】本品能活血消痈，消肿排脓，可使脓未成者消散，脓已成者速溃，为治疗疮疡痈肿之要药。且功善行散，故可用于治疗癥瘕痞块或痈肿疮疡等病症；穿山甲治疗皮肤病，常与清热解毒之品配伍使用，如治疗丹毒、聚合性痤疮等；抑或与祛风散结之品使用，比如治疗顽癣、赘疣之类的疾病。穿山甲片经炮、烧、醋、炒等炮制方法加工后可用于多种疾病治疗，直接将甲片作为引药刮擦皮肤则可以治疗白癜风类皮肤类疾病。

【外用性能】穿山甲外用解毒，消痈排脓，研末外敷患处，促进痈疽的脓肿排出。治聤耳出脓：穿山甲烧存性，入麝香少许吹之（《鲍氏小儿方》）。治瘰疬溃坏：鲮鲤甲二十一片。烧研敷之（《姚僧垣集验方》）。治痈疽无头：穿山甲、猪牙皂角（去皮、弦）各一两。共炙焦黄，为末。每用一钱，热酒调下。其疮破，以冬瓜藤为末敷，疮干即水调敷之，诸疖疮皆可用（《小儿卫生总微论方》）。

【配伍应用】配金银花、天花粉、皂角刺治疗疮疡肿痛初起；配黄芪、当归、皂角刺治疗疮痈脓成未溃者；配夏枯草、贝母、玄参治疗瘰疬；配当归、桃仁、红花治疗血瘀经闭。

【剂量要点】煎服，5~10g，一般炮制后用；孕妇慎用，痈肿已溃者忌用。

【各家论述】《名医别录》：五邪惊啼悲伤，烧之作灰，以酒或水和方寸匕，疗蚁瘘。

《药性论》：治山瘴疟。恶疮，烧敷之。

《日华子本草》：治小儿惊邪，痔漏、恶疮、疥癣。

《滇南本草》：治疥癞痈毒，破气行血，胸膈膨胀逆气，治膀胱疝气疼痛。

《本草纲目》：除痰疟寒热，风痹强直疼痛，通经脉，下乳汁，消痈肿，排脓血，通窍杀虫。

《本草再新》：搜风去湿，解热败毒。

《医学衷中参西录》：穿山甲味淡性平，气腥而窜，其走窜之性，无微不至，故能宣通脏腑，贯彻经络，透达关窍，血凝血聚为病，皆能开之，以治疔痈，放胆用之，立见功效。

【常用方剂】常用于穿山甲散、仙方活命饮、透脓散、化瘀汤。

第六节　以毒攻毒

全蝎

【一般认识】全蝎性平，味辛，入肝经，系一种平肝息风药，具息风镇痉、通络止痛、攻毒散结之功效。凡属痉挛抽搐、疮疡肿毒、瘰疬结核、风湿顽痹、顽固性偏正头痛均可以使用全蝎进行治疗，主要用于治疗风湿、癫痫、中风、慢性疼痛等疾病。其主要活性成分为蝎毒、甾体衍生物、生物碱等。现代研究表明，全蝎具镇痛抗炎、抗哮喘、抗血栓、抗癌、抗癫痫、抗惊厥、抗凝、抗菌、促生长、提高免疫力等多种药理作用。经临床验证，全蝎对于治疗白血病、支气管哮喘、扁桃体炎、慢性肾炎、乳腺癌等有较好疗效。

【皮科性能】全蝎具有息风镇痉之效，故可联合其他祛风之品用于治疗各类瘙痒性皮肤病，如治疗结节性痒疹等；因其具有攻毒散结之功，可联合其他清热解毒散结之药治疗诸疮肿毒、瘰疬结核；因其具有通络止痛之功，可联合其他虫类药或通络药用于治疗各类疼痛性疾病，如带状疱疹后遗神经痛；因其具有活血通络之效，可联合其他活血通络之品治疗硬皮病、皮肌炎等。

【外用性能】全蝎外用具有攻毒散结之效，如用全蝎、栀子麻油煎黑去渣，入黄蜡为膏外敷，治疗疮疡肿毒（《本草纲目》）；配马钱子、半夏、五灵脂治疗流痰、瘰疬、瘿瘤等（《经验方》）；配伍蜈蚣、地龙、土鳖虫等治疗淋巴结核、骨与关节结核等；单用全蝎，治疗流行性腮腺炎；配伍蜈蚣治疗瘢痕增生、糖尿病足等。

【配伍应用】配栀子、金银花治疗疮疡肿毒；配皂角刺、蒺藜、白鲜皮等治疗结节性痒疹；配马钱子、半夏、五灵脂治疗流痰、瘰疬、瘿瘤等；配伍蜈蚣治疗瘢痕增生、糖尿病足等；配伍蜈蚣、地龙等治疗带状疱疹后遗神经痛等。

【剂量要点】煎服，3~6g；研末吞服，每次0.6~1g；外用适量；有毒，用量不宜过大，孕妇慎用。

【各家论述】《开宝本草》：疗诸风瘾疹及中风半身不遂，口眼㖞斜，语涩，手足抽掣。

《本草从新》：治诸风掉眩，惊痫抽掣，口眼㖞斜……厥阴风木之病。

《本草图经》：治小儿惊搐。

《本草会编》：破伤风宜以全蝎、防风为主。

《本草正》：开风痰。

《王楸药解》：穿筋透骨，逐湿除风。

《山东中草药手册》：息风通络，镇痉。治血栓闭塞性脉管炎、淋巴结结核、骨关节结核、流行性腮腺炎。

《本草衍义》：蝎，大人小儿通用，治小儿惊风，不可阙也。有用全者，有只用梢者，梢力尤功。

《本草纲目》：蝎，足厥阴经药也，故治厥阴诸病。诸风掉眩、搐掣，疟疾寒热，耳聋无闻，皆属厥阴风木，故李杲云，凡疝气带下，皆属于风，蝎乃治风要药，俱宜加而用之。

《本草求真》：全蝎，专入肝祛风，凡小儿胎风发搐，大人半边不遂，口眼㖞斜，语言謇涩，手足搐掣，疟疾寒热，耳聋，带下，皆因外风内客，无不用之。

张寿颐：蝎乃毒虫，味辛。其能治风者，盖亦以善于走窜之故，则风淫可祛，而湿痹可利。若内动之风，宜静不宜动，似非此大毒之虫所可妄试。然古人恒用以治大人风涎、小儿惊痫者，良以内风暴动，及幼科风痫，皆挟痰浊上升，必降气开痰，始可暂平其焰。观古方多用蝎尾，盖以此虫之力，全在于尾，性情下行，且药肆中此物皆以盐渍，则盐亦润下，正与气血上壅之病情针锋相对。入煎剂轻者三尾，重用至四五尾，亦有入丸散用者，则可较多。

【常用方剂】常用于全虫方、牵正散、全蝎散、小金散、菊藻丸、五虎追风散等。

蜈蚣

【一般认识】蜈蚣性温，味辛，入肝经，系一种平肝息风药，具息风镇痉、通络止痛、攻毒散结之功效，凡属痉挛抽搐、疮疡肿毒、瘰疬结核、风湿顽痹、顽固性头痛均可以使用蜈蚣进行治疗，主要用于治疗小儿惊风、抽搐痉挛、中风口歪、半身不遂、破伤风、风湿顽痹、疮疡、瘰疬、毒蛇咬伤等疾病。现代研究表明，蜈蚣具有抗惊厥、抗结核杆菌、抗真菌、抗肿瘤、改善微循环、延长凝血时间、降低血黏度、镇痛、抗炎的作用。经临床验证，蜈蚣对于治疗乳腺癌、顽固性头痛、腰椎间盘突出、银屑病性关节炎、带状疱疹神经痛等方面有较好疗效。

【皮科性能】具有息风镇痉之效，故可联合其他祛风之品用于治疗各类瘙痒性皮肤病，如治疗结节性痒疹等；因其具有攻毒散结之功，可联合其他清热解毒散结之药治疗诸疮肿毒、瘰疬结核；因其具有通络止痛之功，可联合其他虫类药或通络药用于治疗各类疼痛性疾病，如带状疱疹后遗神经痛；联用其他清热解毒药治疗毒蛇咬伤等；配合全蝎、土鳖虫，共研细末内服，治骨结核；因其具有活血通络之效，可联合其他活血通络之品治疗硬皮病、皮肌炎等。

【外用性能】蜈蚣外用具有攻毒散结之效，如同雄黄、猪胆汁配伍制膏，外敷治疗恶疮肿毒，如不二散（《集验良方》）；与茶叶共为细末，外敷治疗瘰疬溃烂（《本草纲目》）；与黄连、大黄、生甘草同用，治疗毒蛇咬伤；配伍全蝎治疗瘢痕增生、糖尿病足等。

【配伍应用】配雄黄、胆汁治疗疮疡肿毒；配皂角刺、蒺藜、白鲜皮、全蝎等治疗结节性痒疹；配马钱子、半夏、五灵脂治疗流痰、瘰疬、瘿瘤等；配伍全蝎治疗瘢痕增生、糖尿病足等；配伍全蝎、地龙等治疗带状疱疹后遗神经痛等；配伍鬼箭羽、紫草、乌梢蛇等治疗银屑病。

【剂量要点】煎服，3~5g；研末吞服，每次0.6~1g；外用适量；有毒，用量不宜过大，孕妇忌用。

【各家论述】《神农本草经》：主啖诸蛇虫鱼毒，温疟，去三虫。

《名医别录》：疗心腹寒热结聚，堕胎，去恶血。

《日华子本草》：治癥癖、蛇毒。

《本草述》：治疠风。

《玉楸药解》：拨脓消肿。

【常用方剂】常用于不二散、牵正散、蜈蚣败毒散、蝎蚣散等。

狼毒

【一般认识】狼毒性平，味苦、辛，有大毒，归肺经，系一种利水药，具有泻水逐饮、破积杀虫之效。主治水肿腹胀、痰食虫积、心腹疼痛、癥瘕积聚、结核、疥癣等诸证。现代研究表明，其还具有抗肿瘤作用。经临床验证，狼毒对于治疗皮肤疾病（如银屑病、神经性皮炎、慢性湿疹、疥癣、酒渣鼻、秃疮、顽固性溃疡等）、结核病（如淋巴结结核、骨结核、皮肤结核、附睾结核、结核性角膜炎及肺结核等）、肿瘤（如胃癌、肝癌、肺癌、甲状腺乳头状腺癌等）、慢性气管炎、阴疝、积聚、水肿、食积、虫积、痰积、气积、痞块疼痛等方面有较好疗效。

【皮科性能】其可内服或外用治疗银屑病、神经性皮炎、慢性湿疹等各种慢性皮炎；可单独内服治疗皮肤结核、淋巴结结核等各类结核；局部治疗，可用于皮肤结核、癣疥、酒渣鼻、秃疮及各类顽固性溃疡等。

【外用性能】狼毒外用具有破积杀虫之效，可用于治疗各期淋巴结结核，如单独制膏外敷，可用于治疗淋巴结结核未溃或已溃者；配合蛇蜕、花椒、松香外敷治疗已溃或拔脓毒；配合蒲公英根煎膏外敷可用于愈合淋巴结结核伤口。狼毒醋磨外擦可用于治疗干癣积年生痂。配合轻粉外搽可用于治疗干疥、干癣、癞疮及各类慢性皮炎、湿疹；配合大戟研末外撒伤口可用于外伤出血的治疗。

【配伍应用】配大枣内服治疗各类结核，外用治疗皮肤结核、癣疥、各种慢性皮炎、酒渣鼻、秃疮及各种顽固性溃疡；配鸡蛋或配鸡血藤、薏苡仁、半枝莲等治疗胃癌、肝癌、肺癌、甲状腺乳头癌等各类癌症；配大戟治疗慢性气管炎；配附子、防葵治疗积聚、心腹胀如鼓者；配旋覆花、附子治疗卒心腹癥坚，两胁下有气结；配附子治心腹相连胀痛；配防风、附子治阴疝；配大戟治疗水肿；配米糊治疗一切食积、虫积、痰积、气积、痞块疼痛。

【剂量要点】煎服，1~3g，或入丸散；外用适量。有大毒，内服宜慎，体弱及孕妇忌用。

【各家论述】《本经逢原》：狼毒大毒，非恒用之品。《本经》：主咳逆上气，惟质实气壮暴咳者宜之。

《药性论》：狼毒杀鼠。

《开宝本草》：别本注云：狼毒与麻黄、橘皮、吴茱萸、半夏、枳实为六陈也。狼毒，叶似商陆及大黄，茎叶上有毛，根皮黄、肉白。以实重者为良，轻者力劣。

《名医别录》：疗胁下积癖。

《药性论》：治痰饮，癥瘕。

《滇南本草》：治胃中年深日久饮食结住，积久稠痰，状黏如胶。攻虫积，利水道，下气，消水肿，吐痰涎。

《本草通玄》：主咳逆，治虫疸，瘰疬，结痰，驱心痛。

《高原中草药治疗手册》：下气杀虫。治痰饮停留，骨膜发炎，结核顽疮，酒渣鼻。

《中国植物志》：狼毒的毒性较大，可以杀虫；根入药，有祛痰、消积、止痛之功能，外敷可治疥癣。

《全国中草药汇编》：散结，逐水，止痛，杀虫。用于水气肿胀，淋巴结结核；外用治疥、癣，杀蝇、蛆。

【常用方剂】常用于狼毒丸、狼毒散、狼毒膏等。

大枫子

【一般认识】大枫子性热，味辛，有毒，归肺、肝经，具有祛风燥湿、攻毒杀虫之效。主治麻风。现代研究证实，其具有抗真菌、抗麻风作用。

【皮科性能】可内服或外用治疗麻风，外用治疗神经性皮炎、手癣、荨麻疹、酒渣鼻、遍身秽烂、疮裂、疮疖脓肿、疥疮、皮炎、秃疮等。

【外用性能】外用治毒疮、疥癣、手背皲裂等症。大枫子治疥疮：羊尾子油二片，大风子二十个（去皮），白硫黄一钱，楂肉三十个（去尖）。上合做一处捣烂，生绢布袋装。每日掌在手中闻（《普济方》）。

【配伍应用】配轻粉外用治疗麻风；配白鲜皮、五倍子等外用治疗神经性皮炎；配核桃仁外用治疗手癣；配大蒜外用治疗荨麻疹；配胡桃肉、水银、茶叶外用治疗酒渣鼻；配防风、川芎、蝉蜕内服治疗遍身烂；配麻油、轻粉外涂之治疮裂；配白矾、轻粉治疗癣痒各疮；配硫黄、山楂外用治疥疮；配蛇床子、水银外用治秃疮；配槿树花内服治头痛。

【剂量要点】1.5~3g，多入丸、散剂；外用适量。有毒。

【各家论述】《本草纲目》：主风癣疥癞，杨梅诸疮，攻毒杀虫。

《医林纂要》：行痰，杀虫，劫毒。用霜，亦可劫顽痰，行积水。

《国药的药理学》：治象皮病。

【常用方剂】江苏地区所用的麻风丸，浙江地区的扫风丸，广东地区的脾经丸、疬风丸、防风通经丸等。

斑蝥

【一般认识】斑蝥性温，味辛，有大毒，归大肠、小肠、肝、肾经。主治癥瘕、经闭、顽癣、瘰疬、赘疣、痈疽不溃、恶疮死肌等。斑蝥主含斑蝥素，现代研究证实其是抗癌的主要成分。

【皮科性能】可外用治疗痈疽、疔肿、干癣、银屑病、疣痣黑子、瘰疬、瘘等。

【外用性能】斑蝥外用具有攻毒蚀疮、散结消痈之效，可用于治疗痈疽，拔脓，痈疽不破，或破而肿硬无脓，疔肿，干癣积年生痂，搔之黄水出，银屑病等。

【配伍应用】配大蒜外用治疗痈疽、拔脓、痈疽不破，或破而肿硬无脓；配甘遂外用治银屑病；配麻黄、朱砂外用治疟疾；配巴豆外用治耳卒聋；配蜥蜴、地胆内服治一切瘘；配桃仁、大黄治经闭；配滑石内服治血疝便毒等。

【剂量要点】内服 0.03~0.06g，炮制后多入丸散用。外用适量，研末或浸酒醋，或制油膏涂敷患处，不宜大面积用。本品有大毒，内服宜慎，孕妇禁用。外用对皮肤、黏膜有很强的刺激作用，能引起皮肤发红、灼热、起泡，甚至腐烂，故不宜久敷和大面积使用。

【各家论述】《本草经集注》：马刀为使。畏巴豆、丹参、空青。恶肤青。

《日华子本草》：恶豆花。入药除翼、足，熟炒用，生即吐泻人。

《本草衍义》：妊娠人不可服，为能溃人肉。治淋药多用，极苦人，尤宜斟酌。

《本草纲目》：人获得之，尾后恶气射出，臭不可闻。故其入药亦专主走下窍，直至精溺之处，蚀下败物，痛不可当。

【常用方剂】斑蝥水、斑蝥酒。

第七节　给邪以出路

生大黄

【一般认识】生大黄性寒，味苦，归脾、胃、大肠、肝、心包经。生大黄是一种攻下药，并有清热泻火、凉血解毒、止血、逐瘀通经、利湿退黄之效。常用于实积便秘、血热吐衄、目赤咽肿、牙龈肿痛、肠痈腹痛、瘀血经闭、产后瘀阻、湿热痢疾、黄疸尿赤、淋证、水肿。现代研究表明，生大黄具有抗感染、抗衰老、抗氧化、抗炎、调节免疫、解热、止血、保肝、降压等作用。皮科临床取其清热泻火，凉血解毒之功，常用于痈肿疔疮等疾患。

【皮科性能】内服能清热凉血解毒，并借其泻下通便作用，使热毒下泄，邪有出路。皮科临床常用于治热毒炽盛型湿疹、痤疮、银屑病、丹毒、疖病、脓皮病、瘙痒症；联合其他清热利湿药物，用于湿热型头皮穿凿性毛囊炎、脂溢性皮炎、皮肤淀粉样变性、下肢溃疡等。

【外用性能】本品泻火解毒、凉血消肿、治热毒痈肿疔疖，《妇人良方》以之与生甘草共研末，酒熬成膏外敷；《圣惠方》用治口疮糜烂，以之与枯矾等份为末擦患处。本品苦寒，清热泻火，凉血解毒，亦可外用治烧烫伤，可单用粉，或配地榆粉、麻油调敷患处。

【配伍应用】常与芒硝、厚朴、枳实配伍以泻下攻积，用治阳明腑实证；与牡丹皮、桃仁、芒硝等配伍治疗肠痈腹痛；与黄连、黄芩、芍药等配伍，治肠道湿热积滞之痢疾；与茵陈、栀子配伍，如茵陈蒿汤，用治肝胆湿热蕴结之黄疸；与金银花、蒲公英、连翘等配伍治热毒痈肿疔疮。

【剂量要点】内服：煎汤，3~12g；泻下通便，宜后下，不可久煎；或用开水泡渍后取汁饮；研末，0.5~2g；或入丸、散。外用：适量，研末调敷或煎水洗、涂。煎液亦可作灌肠用。生大黄泻下力较强，欲攻下者宜生用，入汤剂不宜久煎，或用开水泡服，久煎则泻下力减弱。

【各家论述】《本草纲目》：下痢赤白，里急腹痛，小便淋沥，实热燥结，潮热谵语，黄疸，诸火疮。

《神农本草经》：下瘀血，血闭寒热，破癥瘕积聚，留饮宿食，荡涤肠胃，推陈致新，通利水谷，调中化食，安和五脏。

《药性论》：主寒热，消食，炼五脏，通女子经候，利水肿，破痰实，冷热积聚，宿食，利大小肠，贴热毒肿，主小儿寒热时疾，烦热，蚀脓，破留血。

《药品化义》：大黄气味重浊，直降下行，走而不守，有斩关夺门之力，故号将军。专攻心腹胀满，胸胃蓄热，积聚痰实，便结瘀洫，女人经闭。

【常用方剂】大黄牡丹汤、茵陈蒿汤、大承气汤、泻心汤、温脾汤、凉膈散、金黄散、复元活血汤。

猪苓

【一般认识】猪苓性平，味甘、淡，归肾、膀胱经，是一种利水渗湿药，并有消肿之效，常用于水肿、小便不利、脚气、泄泻、淋浊、带下。现代研究表明，猪苓具有抗菌、利尿、解热、镇静、镇痛、调节免疫、抗癌、抗诱变作用。皮科临床取其利水渗湿之功，常用于湿疹、带状疱疹、丹毒、掌跖脓疱病等疾患。

【皮科性能】本品甘淡渗泄，利水渗湿作用较强，导邪从小便而去，驱邪必给邪以退路，联合其他淡渗利湿药常用于湿热型荨麻疹、湿疹、带状疱疹、掌跖脓疱病、脂溢性皮炎、皮肤瘙痒症、银屑病、神经性皮炎等；并可联合其他清热解毒药，治疗丹毒、下肢静脉炎等疾病。

【配伍应用】常与泽泻、茯苓、白术配伍，治疗水湿内停所致之水肿、小便不利；与肉豆蔻、砂仁、荜茇等配伍，治肠胃寒湿，濡泻无度；与阿胶、泽泻等配伍，治阴虚有热之小便不利，淋浊证；与茯苓、泽泻等配伍治湿浊带下。

【剂量要点】内服：煎汤，10~15g；或入丸、散。

【各家论述】《本草纲目》：猪苓淡渗，气升而又能降，故能开腠理，利小便，与茯苓同功，但入补药不如茯苓也。

《用药心法》：猪苓，苦以泄滞，甘以助阳，淡以利窍，故能除湿利小便。

《药品化义》：猪苓味淡，淡主于渗，入脾以通水道，用治水泻湿泻，通淋除湿，消水肿，疗黄疸，独此为最捷，故云与琥珀同功。但不能为主剂，助补药以实脾，领泄药以理脾，佐温药以暖脾，同凉药以清脾。

【常用方剂】五苓散、猪苓汤。

泽泻

【一般认识】本品性寒，味甘、淡，归肾、膀胱经，是一种利水渗湿药，并有泄热、降脂化浊之效。常用于小便不利、水肿胀满、泄泻尿少、痰饮眩晕、热淋涩痛、高血脂。现代研究表明，泽泻具有本品有利尿、降压、降血糖、抗脂肪肝作用，对金黄色葡萄球菌、肺炎双球菌、结核杆菌有抑制作用。皮科临床取其利水渗湿之功，常用于湿疹、带状疱疹、丹毒、大疱类等疾患。

【皮科性能】泽泻同萆薢、泽泻、薏苡仁同用，增强淡渗利湿之效，诸药并用因势利导使邪从小便而去，常用于湿热型荨麻疹、湿疹、生殖性疱疹、痤疮、带状疱疹、脂溢性皮炎、皮肤瘙痒；湿热下注型丹毒、银屑病、多形红斑、掌跖脓疱病、大疱类疾病。泽泻具有降脂化浊之效，联合其他清热利湿、健脾补肾药物治疗慢性前列腺炎、男性不育症、男性性功能障碍。

【配伍应用】常与茯苓、猪苓、车前子等配伍，治小便不利、水肿、淋浊、带下等症；本品能"利小便以实大便"，常与厚朴、苍术、陈皮等配伍，治脾胃伤冷，水谷不分，泄泻不止；可与白术配伍，治泄泻及痰饮所致的眩晕；用于肾阴不足、虚火亢盛，可与地黄、山茱萸等配伍，有泻泄相火作用；可与决明子、荷叶、何首乌等配伍，治疗高脂血症。

【剂量要点】内服：煎汤，6~12g；或入丸、散。

【各家论述】《本草衍义》：泽泻，其功尤长于行水。张仲景曰，水蓄渴烦，小便不利，或吐或泻，五苓散主之。方用泽泻，故知其用长于行水。《本经》又引扁鹊云，多服病人眼涩，诚为行去其水。张仲景八味丸用之者，亦不过引接桂、附等归就肾经，别无他意。凡服泽泻散人，未有不小便多者；小便既多，肾气焉得复实？今人止泄精，多不敢用。

《药品化义》：除湿热，通淋浊，分消痞满，透三焦蓄热停水，此为利水第一良品。

《医学启源》：治小便淋沥，去阴间汗。《主治秘要》云，去旧水，养新水，利小便，消水肿，渗泄止渴。

【常用方剂】五苓散、胃苓汤、泽泻汤、六味地黄丸、萆薢胜湿汤、当归拈痛汤。

麻黄

【一般认识】麻黄性温，味辛、微苦，归肺、膀胱经。麻黄是一种发散风寒药，并有宣肺平喘，利水消肿之效，常用于风寒感冒，胸闷喘咳，风水浮肿；支气管哮喘。现代研究表明，麻黄具有发汗、利尿、抗炎、抗菌、镇咳、祛痰作用。麻黄碱有兴奋中枢神经系统、强心、升高血压、抑制肠平滑肌作用。取麻黄散寒解表之功，常用于治荨麻疹、湿疹等疾患。

【皮科性能】麻黄主入肺经，善于开腠理、透毛窍，既发汗解表，又可散风透疹，给邪以退路，治疗风寒型荨麻疹、皮肤瘙痒等。银屑病、湿疹等皮肤疾病，其病机多为风邪客于腠理不散，郁遏不得汗出，或郁而化火，若伏于皮下，发为痒疹，利用麻黄发泄郁热，透散邪毒，使邪去病除。此外，麻黄具有散寒通滞之功，可用治阴证痈疽疮疡。

【配伍应用】常与杏仁、甘草配伍，治外邪侵袭、肺气不畅所致的喉痒咳嗽、咳痰不爽或咳嗽紧迫、胸闷、气喘；外有寒邪，内有痰饮，常配细辛、干姜、五味子、半夏等配伍；肺热咳喘，常配石膏、杏仁、甘草等配伍；常与白术、生姜等配伍，治水肿而伴有表证；与薄荷、蝉衣等配伍，治风疹身痒。

【剂量要点】煎服，2~10g。本品发汗解表宜生用，且不宜久煎；蜜麻黄润肺止咳，多用于表证已解、气喘咳嗽；捣绒后作用较为缓和，小儿、老人及体虚者宜用麻黄绒。

【各家论述】《外科证治全生集》：非麻黄不能开其腠理，非肉桂、炮姜不能解其寒凝，此三味虽酷暑不能缺一也，腠理一开，凝结一解，气血乃行，行则凝结之毒亦随之消矣。

《汤液本草》：夫麻黄治卫实之药，桂枝治卫虚之药。桂枝、麻黄，虽为太阳证药，其实荣卫药也。肺主卫，心主荣，故麻黄为手太阴之剂，桂枝为手少阴之剂。故伤寒伤风而嗽者，用麻黄桂枝，即汤液之源也。

《神农本草经》：主中风、伤寒头痛，温疟。发表出汗，去邪热气，止咳逆上气，除寒热，破坚积聚。

《名医别录》：主五脏邪气缓急，风胁痛，字乳余疾。上好唾，通腠理，解肌，泄邪恶气，消赤黑斑毒。

《药性论》：治身上毒风顽痹，皮肉不仁。

【常用方剂】麻黄连翘赤小豆方、桂枝麻黄各半汤、阳和汤、越婢加术汤

三棱

【一般认识】三棱性温，味辛、苦，归肝、脾经，是一种破血消癥药，并有消积止痛之效。常用于治癥瘕积聚、气血凝滞、心腹疼痛、胁下胀疼、经闭、产后瘀血腹痛、疮肿坚硬。现代研究表明，三棱具抗血小板聚集及抗血栓、镇痛、抗癌作用。本品既破血祛瘀，又消肿止痛，也可用于跌打损伤、瘀肿疼痛。皮科临床取其破血通络之功，治疗结节性痒疹、厚斑块型银屑病等疾患。

【皮科性能】三棱破血行气之效强，与桃仁、红花、莪术同用破血通络，治疗气血瘀滞而引起的结节性痒疹、厚斑块型银屑病、红斑狼疮、皮肤硬块、瘢痕疙瘩、静脉炎、前列腺炎等疾患。

【配伍应用】三棱常与莪术配伍，治气滞血瘀、食积日久而成的癥瘕积聚，以及气滞、血瘀、食停、寒凝所致的诸般痛证；治经闭腹痛，腹中痞块，常配伍莪术、当归、香附等；可与丹参、鳖甲配伍，治胁下痞块；与当归、红花、牡丹皮配伍，治血瘀经闭、痛经；与丹参、川芎等配伍，治胸痹心痛。

【剂量要点】内服：煎汤，5~10g；或入丸、散。

【各家论述】王好古：三棱，破血中之气，肝经血分药也。三棱、莪术治积块疮硬者，乃坚者削之也……通肝经积血。治疮肿坚硬。

《本草经疏》：三棱，从血药则治血，从气药则治气，老癖癥瘕积聚结块，未有不由血瘀、气结、食停所致，苦能泄而辛能散，甘能和而入脾，血属阴而有形，此所以能治一切凝结停滞有形之坚积也。

《本草纲目》：三棱能破气散结，故能治诸病，其功可近于香附而力峻，故难久服。

【常用方剂】活血散瘀汤、痒疹2号方。

第八节　治未病

玫瑰花

【一般认识】玫瑰花性温，味甘、微苦，归肝、脾经，是一种理气药，并有解郁、和血、止痛之效。常用于肝胃气痛、新久风痹、吐血咯血、月经不调、

赤白带下、痢疾、乳痈、跌打损伤、瘀肿疼痛。现代研究表明，玫瑰花具有抗病毒、抗肿瘤作用。皮科临床取其行气解郁、活血之功，常用于痤疮、黄褐斑等疾患。

【皮科性能】玫瑰花具有行气解郁的作用。治疗皮肤疾病时，要考虑患者情绪。如治疗痤疮时，考虑患者心情抑郁或焦虑紧张，致肝气郁结而发病，应用玫瑰花行气解郁，以达"未病先防，已病防变"的目的。同时玫瑰花同白芍、当归、牡丹皮等同用疏肝解郁活血，治疗型痤疮、黄褐斑、银屑病等。用玫瑰花治疗黄褐斑，疏肝解郁，活血止痛，又引药上行于面部，加之玫瑰花有养颜润肤之功效，疗效甚佳。此外，在以形治形法中，急性荨麻疹发作时，皮损色红，堆垒成片的风团形似花蕾，在疏风清热止痒方中加玫瑰花以活血化瘀。在色素性皮肤病的"以色治色"中，酌情投入与白斑相反的带色素深沉的药材，如补骨脂、黑芝麻、玫瑰花等，以药材之"黑"反其皮损之"白"，治疗白癜风。

【外用性能】搭配桃仁、桃花、红花、玫瑰花、月季花等制成膏剂外用可养颜润肤、祛斑养颜、治疗黄褐斑。

【配伍应用】玫瑰花与当归、川芎、白芍配伍，治肝郁气滞之月经不调、经前乳房胀痛；可与香附、佛手、砂仁等配伍，治疗肝胃不和之胸胁脘腹胀痛、呕恶食少；可与当归、川芎、赤芍等配伍，治跌打损伤、瘀肿疼痛；与鸡冠花、凌霄花配伍以轻解行瘀。

【剂量要点】内服 3~10g；浸酒或泡茶饮。

【各家论述】《本草正义》：玫瑰花香气最浓，清而不浊，和而不猛，柔肝醒胃，流气活血，宣通窒滞，而绝无辛温刚燥之弊。断推气分药中，最有捷效而最为驯良者，芳香诸品，殆无其匹。

《本草纲目拾遗》：和血行血，理气，治风痹、噤口痢、乳痈、肿毒初起、肝胃气痛。

《本草再新》：舒肝胆之郁气，健脾降火。治腹中冷痛，胃脘积寒，兼能破血。

《随息居饮食谱》：调中活血，舒郁结，辟秽，和肝。酿酒可消乳癖。

【常用方剂】桃花膏、二白药膏。

山药

【一般认识】山药性平，味甘，归脾、肺、肾经，是一种补气药，并有补脾养胃，生津益肺，补肾涩精之效。常用于脾虚食少、久泻不止、肺虚喘咳、肾虚遗精、带下、尿频、虚热消渴。现代研究表明，山药具有保护脾胃、降血糖、提高免疫、抗氧化、抗衰老、抗刺激、麻醉镇痛、消炎抑菌、降血脂、抗肿瘤等作用。皮科临床取其有补脾养胃之功，常用于脾虚型之急慢性湿疹、荨麻疹、神经性皮炎等疾患。

【皮科性能】脾胃为先天之本，脾胃运化失常易导致皮肤疾病的发生，故加山药、白术、薏苡仁以图"未病先防，已病防变"。如银屑病以血热、血瘀为主，用药多寒凉，长期使用易伤脾胃，佐以山药、薏苡仁补益脾胃，先安未受之邪。同时山药具有健脾利湿的功效，可以治疗脾虚湿蕴之急慢性湿疹、大疱类疾病、脂溢性皮炎、结节性痒疹、神经性皮炎等疾病。

【配伍应用】常与太子参、南沙参等配伍，治肺虚久咳或虚喘；与黄芪、天花粉、知母等配伍，治消渴病气阴两虚者；常与人参、白术配伍，治脾虚型湿疹、荨麻疹。

【剂量要点】煎服，10~30g。麸炒山药补脾健胃，用于脾虚食少，泄泻便溏，白带过多。

【各家论述】李杲：仲景八味丸用干山药，以其凉而能补也。亦治皮肤干燥，以此物润之。

《本草纲目》：益肾气，健脾胃，止泄痢，化痰涎，润皮毛。

《药性论》：补五劳七伤，去冷风，止腰痛，镇心神，补心气不足，患人体虚羸，加而用之。

《日华子本草》：助五脏，强筋骨，长志安神，主泄精健忘。

【常用方剂】参苓白术散、完带汤、玉液汤、肾气丸、六味地黄丸。

白术

【一般认识】白术性温，味甘、苦，归脾、胃经，是一种补气药，并具有健脾、燥湿利水、止汗、安胎之效。常用于脾虚食少、腹胀泄泻、痰饮眩悸、水肿、自汗、胎动不安。现代研究表明，白术具有调节胃肠道、利尿、保肝、利胆、降血糖、镇静、镇咳、祛痰、抗衰老、抗菌、抗肿瘤、增强细胞免疫功能等作用。皮科临床取其有健脾益气，燥湿利水之功，常用于脾胃虚弱型带状疱疹、湿疹、痤疮等疾患。

【皮科性能】脾胃为先天之本，脾胃运化失常易导致皮肤疾病的发生，故加山药、白术等健脾药物以图"未病先防，已病防变"，如湿疹防治中需以利湿健脾为原则，临症予以苍术、薏苡仁、白术、陈皮等行气化湿药物干预，并随症加减用药，控制病症发展。同时，白术具有健脾利湿之效，常用于治疗脾虚湿蕴型湿疹、大疱类疾病、脂溢性皮炎、结节性痒疹。

【配伍应用】常与人参、茯苓等配伍，治脾虚有湿、食少便溏或泄泻；与桂枝、茯苓等配伍，治脾虚中阳不振、痰饮内停；与黄芪、茯苓、猪苓等配伍，治脾虚水肿；与山药、苍术、车前子等配伍，治脾虚湿浊下注、带下清稀者。

【剂量要点】煎服，6~12g。燥湿利水宜生用，补气健脾宜炒用，健脾止泻宜炒焦用。

【各家论述】《本草汇言》：白术，乃扶植脾胃，散湿除痹，消食除痞之要药。脾虚不健，术能补之；胃虚不纳，术能助之。

《汤液本草》：《本草》但言术本无苍、白之名。近多用白术治皮间风，止汗消痞，补胃和中，利腰脐则血通水道，上而皮毛，中而心胃，下而腰脐，在气主气，在血主血。

《本草会编》：脾恶湿，湿胜则气不得施化，津何由生？故曰：膀胱者，津液之府，气化则能出焉。用白术以除其湿，则气得周流而津液生矣。

《长沙药解》：白术，性颇壅滞，宜辅之以疏利之品，肺、胃不开，加生姜、半夏以驱浊，肝、脾不达，加砂仁、桂枝以宣郁，令其旋补而旋行，则美善而无弊矣。

【常用方剂】参苓白术散、五苓散、四君子汤、苓桂术甘汤、玉屏风散。

薏苡仁

【一般认识】薏苡仁性凉，味甘、淡，归脾、胃、肺经，是一种利水消肿药，并具有利水渗湿，健脾止泻，除痹，解毒散结之效。常用于水肿、脚气、小便不利、湿痹拘挛、脾虚泄泻、肺痈、肠痈、赘疣、癌肿。现代研究表明，薏苡仁具有抑癌、抑制小肠、解热、镇静、镇痛、调节免疫等作用。皮科临床取其有健脾之功，常用于脾胃虚弱型湿疹、痤疮等疾患。

【皮科性能】薏苡仁具有渗湿健脾、排脓作用，常用于湿疹、阴证红斑、脓疱等疾病。薏苡仁能解毒散结，可用于结节、赘疣，如扁平疣。

【配伍应用】常与茯苓、白术、木瓜、吴茱萸等配伍，治脾虚水肿、脚气肿痛；与白术、茯苓等配伍，治脾虚湿蕴的泄泻、带下；与桂枝、苍术等配伍，治湿滞皮肉筋脉引起的痹痛拘挛；与金银花、连翘配伍，治疗湿疹。

【剂量要点】煎服，9~30g。清利湿热宜生用，健脾止泻宜炒用。

【各家论述】《药品化义》：薏米，味甘气和，清中浊品，能健脾阴，大益肠胃。主治脾虚泄泻，致成水肿，风湿筋缓，致成手足无力，不能屈伸。盖因湿胜则土败，土胜则气复，肿自消而力自生。取其入肺，滋养化源，用治上焦消渴，肺痈肠痈。又取其味厚沉下，培植下部，用治脚气肿痛，肠红崩漏。若咳血久而食少者，假以气和力缓，倍用无不效。

《本草新编》：薏仁最善利水，不至损耗真阴之气，凡湿盛在下身者，最宜用之，视病之轻重，准用药之多寡，则阴阳不伤，而湿病易去。故凡遇水湿之症，用薏仁一二两为君，而佐之健脾去湿之味，未有不速于奏效者也，倘薄其气味之平和而轻用之，无益也。

【常用方剂】枇杷清肺饮、薏苡附子败酱散、湿疮1号方、苇茎汤。

第九节　其他

萆薢

【一般认识】萆薢性平，味苦，归肾、胃经，是一种利尿通淋药，并有利湿去浊、祛风除痹之效。常用于膏淋、白浊、带下、疮疡、湿疹、风湿痹痛等。现代研究表明，萆薢具有抗痛风、抗骨质疏松、抗心肌缺血、抗肿瘤、抗真菌等作用。皮肤科取其祛风利湿之功，常用于带状疱疹、湿疹等疾患。

【皮科性能】萆薢利湿作用强，常配伍薏苡仁、黄柏、茯苓、牡丹皮、泽泻、滑石、通草等即萆薢渗湿汤，因势利导使湿邪从小便而去，主治湿热下注型湿疹、带状疱疹、生殖性疱疹、丹毒、脓疱疮等；萆薢渗湿汤中加牛膝、延胡索、牡丹皮、荔枝核、橘核等清热利湿、行气散结，可治疗慢性前列腺炎。

【配伍应用】常与乌药、益智仁、石菖蒲等配伍，治膏淋、小便混浊；与猪苓、白术、泽泻等配伍，治妇女白带属湿盛者；与泽泻、茯苓配伍，治湿疹。

【剂量要点】内服9~15g。

【各家论述】《本草纲目》：萆薢，足阳明、厥阴经药也。厥阴主筋属风，阳明主肉属湿，萆薢之功，长于去风湿，所以能治缓弱顽痹、遗浊、恶疮诸病之属风湿者。

《药品化义》：萆薢，性味淡薄，长于渗湿，带苦亦能降下，主治风寒湿痹，男子白浊，茎中作痛，女人白带，病由胃中浊气下流所致，以此入胃驱湿，其症自愈。又治疮痒恶厉，湿郁肌腠，营卫不得宣行，致筋脉拘挛，手足不便，以此渗脾湿，能令血脉调和也。

《药性论》：治冷风顽痹，腰脚不遂，手足惊掣，主男子腰痛久冷，是肾间有膀胱宿水。

《滇南本草》：治风寒，温经络，腰膝疼，遍身顽麻，利膀胱水道，赤白便浊。

【常用方剂】萆薢渗湿汤、带疱 2 号方。

龙胆草

【一般认识】龙胆草性寒，味苦，归肝、胆经，是一种清热利湿药，并有清热燥湿、泻肝胆火之效。常用于湿热黄疸、阴肿阴痒、带下、强中、湿疹瘙痒、目赤、耳聋、胁痛、口苦、惊风抽搐等。现代研究表明，龙胆草具有抗菌、抗炎、镇静、促进胃液及胃酸分泌、保肝、抑制心脏、减缓心率、降压及抗疟原虫等作用。皮肤科取其清热利湿之功，常用于湿疹、带状疱疹等疾患。

【皮科性能】龙胆草大苦大寒，上泻肝胆实火，下清下焦湿热，泻火除湿，可治肝胆实火循经上炎或肝经湿热熏蒸肌肤而致急性、亚急性湿疹、阴部湿疹、带状疱疹、丹毒、脓疱病、皮肤瘙痒等皮肤疾病。脂溢性皮炎、痤疮多因肝经湿热上溢头面或脾胃湿热蕴结熏蒸颜面所致，常用龙胆草配以茵陈、山楂、泽泻、木通、茯苓等利湿健脾、祛脂清热；带状疱疹、单纯疱疹多以湿热邪毒蕴结肌肤为主，治以清热解毒利湿，常以龙胆草配板蓝根、金银花等清热解毒祛湿之品。

【配伍应用】常与苦参、栀子、大黄、白茅根等配伍，治湿热黄疸；与柴胡、黄芩、栀子等配伍，治肝火头痛、目赤肿痛、耳鸣耳聋、胁痛口苦；与泽泻、木通、车前子等配伍，治带下黄臭、阴肿阴痒、湿疹瘙痒。

【剂量要点】3~6g。

【各家论述】《医学启源》：以柴胡为主，龙胆为使，治眼疾中必用药也。《主治秘要》云：治下部风湿及湿热，脐下至足肿痛，寒湿脚气。

《日华子本草》：治客忤，疳府气，热病狂语，疮疖，明目，止烦。

《药品化义》：胆草专泻肝胆之火，主治目痛颈痛，两胁疼痛，惊痫邪气，小儿疳积，凡属肝经热邪为患，用之神妙。其气味厚重而沉下，善清下焦湿热，若囊痈、便毒、下疳，及小便涩滞，男子阳挺肿胀，或光亮出脓，或茎中痒痛，女人阴癃作痛，或发痒生疮，以此入龙胆泻肝汤治之，皆苦寒胜热之力也。亦能除胃热，平蛔虫，盖蛔得苦即安耳。

【常用方剂】龙胆泻肝汤、苦参丸。

金银花

【一般认识】金银花性寒，味甘，归肺、心、胃经，是一种清热解毒药，并有疏散风热之效。常用于痈肿疔疮、喉痹、丹毒、热毒血痢、风热感冒、温病发热。现代研究表明，金银花具有抗菌、抗病毒、调节免疫、退热、利胆、保肝、止血、抗生育、兴奋中枢、促进胃液分泌、降低胆固醇等作用。皮肤科取其清热解毒之功，常用于银屑病、玫瑰糠疹、过敏性紫癜等疾患。

【皮科性能】金银花补气、补阴，尤妙于补先于攻，消毒而不耗气血。皮肤病临床表现大多有红斑、瘙痒、干燥脱屑，此为风热血热、阴伤津亏之象，又风性轻扬，夹热易上攻头面，金银花无经不入，可引药物至全身，清热疏风，配合月季花、玫瑰花等，更能疏散头面风热、清透血热，是皮肤病属风热血热证运用最多的药物之一。配伍当归、赤芍、防风、乳香、没药等治疗风热袭表型粉刺、痤疮、湿疹、过敏性皮炎、毛囊炎；配伍野菊花、蒲公英、紫花地丁、紫背天葵子等治疗热毒炽盛型丹毒、蜂窝组织炎、脓疱病、天疱疮、酒渣鼻；配伍玄参、当归、甘草等治疗热毒壅滞型结节性红斑、变应性皮肤血管炎、过敏性紫癜、血栓闭塞性脉管炎。

【外用性能】疮痈初起、红肿热痛者，可用药渣外敷于患处以清热消肿。

【配伍应用】常与红藤、败酱草、当归等配伍，治肠痈腹痛；与板蓝根、山豆根、马勃等配伍，治咽喉肿痛；与当归、赤芍、白芷等配伍，治疮痈初起、红肿热痛；与野菊花、蒲公英等配伍，治疗疮肿毒、坚硬根深；与大青叶、板蓝根、紫花地丁等配伍，治血热毒盛型丹毒。

【剂量要点】煎服，6~15g。疏散风热、清泄里热以生品为佳；炒炭宜用于热毒血痢；露剂多用于暑热烦渴。

【各家论述】《本草纲目》：一切风湿气，及诸肿毒、痈疽疥癣、杨梅诸恶疮。散热解毒。

《本草拾遗》：主热毒、血痢、水痢，浓煎服之。

《本草通玄》：金银花，主胀满下痢，消痈散毒，补虚疗风，世人但知其消毒之功，昧其胀利风虚之用，余子诸症中用之，屡屡见效。

《滇南本草》：清热，解诸疮，痈疽发背，丹流瘰疬。

《生草药性备要》：能消痈疽疔毒，止痢疾，洗疳疮，去皮肤血热。

《本草备要》：养血止渴。治疥癣。

【常用方剂】银翘散、仙方活命饮、五味消毒饮、四妙勇安汤、消炎方。

白花蛇舌草

【一般认识】白花蛇舌草性寒，味微苦、甘，归胃、大肠、小肠经，是一种清热解毒药，并有利湿通淋之效。常用于肠痈、疮疖肿毒、湿热黄疸、小便不利；外用治疮疖痈肿、毒蛇咬伤。现代研究表明，白花蛇舌草具有抗肿瘤、抗炎、保肝、利胆等作用。皮科取其清热解毒之效，常用于痤疮、银屑病等疾患。

【皮科性能】本品苦寒，清热解毒之效较强，常配伍金银花、蒲公英，连翘等清热解毒药治疖痈、脓皮病、玫瑰痤疮、银屑病、系统性红斑狼疮、女阴溃疡等疾病。此外，在色素性皮肤病的"以色治色"中，酌情投入与黄褐斑、黑斑颜色相反的白色药材，如白花蛇舌草、白芷、白及、白术等，以药材之"白"反其皮损之"黑"，用以治疗黄褐斑或黑变病类。

【外用性能】若用治毒蛇咬伤，可单用鲜品捣烂绞汁内服或水煎服，也可与金银花、连翘、野菊花等同用，渣敷伤口。

【配伍应用】常与红藤、败酱草、牡丹皮等配伍，治肠痈腹痛；与黄芩、玄参、板蓝根等配伍，治咽喉肿痛；与金银花、连翘、野菊花等配伍，治痈肿疮毒；与半边莲、紫花地丁、重楼等配伍，治毒蛇咬伤。

【剂量要点】内服15~60g；外用适量。

【各家论述】《广西中药志》：治小儿疳积，毒蛇咬伤，癌肿；外治白泡疮，蛇癫疮，少数地区用治跌打，刀伤，痈疮。

《闽南民间草药》：清热解毒，消炎止痛。

《泉州本草》：清热散瘀，消痈解毒。治痈疽疮疡，瘰疬。又能清肺火，泻肺热。治肺热喘促、嗽逆胸闷。

《广西中草药》：清热解毒，活血利尿。治扁桃体炎，咽喉炎，阑尾炎，肝炎，痢疾，尿路感染，小儿疳积。

【常用方剂】枇杷清肺饮、克玫Ⅱ号。

土茯苓

【一般认识】土茯苓性平，味甘、淡，归肝、胃经，是一种清热解毒药，并有解除湿，通利关节之效。常用于湿热淋浊、带下、痈肿、瘰疬、疥癣、梅毒及汞中毒所致的肢体拘挛、筋骨疼痛。现代研究表明，土茯苓具有利尿、镇痛、抗菌、抗癌、抑制细胞免疫反应等作用。皮科取其清热解毒之功，常用于梅毒、银屑病、皮肤化脓性感染等疾患。

【皮科性能】本品甘淡渗利、解毒，因势利导使湿邪从小便而去，适用于湿热引起的热淋、带下、疥癣、湿疹。土茯苓能通利关节，对于银屑病引起的关节疼痛效果甚佳；土茯苓又可散结消肿，配伍金银花疏风散热、清热解毒，治疗梅毒、湿疹、单纯疱疹、皮肤化脓性感染、银屑病，亦可用于治皮肤溃烂。

【外用性能】治疮痈红肿溃烂，以本品研为细末，醋调敷。

【配伍应用】常与萹蓄、蒲公英、车前子等配伍，治热淋；与地肤子、白鲜皮、茵陈等配伍，治疗阴痒带下或治湿热皮肤瘙痒；与苍术、黄柏、苦参等配伍，治瘰疬溃烂。

【剂量要点】内服 15~60g，外用适量。

【各家论述】《本草纲目》：土茯苓，有赤白二种，入药用白者良。按《中山经》云，鼓镫之山有草焉，名曰荣草，其叶如柳，其本如鸡卵，食之已风，恐即此也……土茯苓能健脾胃，去风湿，脾胃健则营卫从，风湿去则筋骨利。

《本草正义》：土茯苓，利湿去热，能入络，搜剔湿热之蕴毒。其解水银、轻粉毒者，彼以升提收毒上行，而此以渗利下导为务，故专治杨梅毒疮，深入百络，关节疼痛，甚至腐烂，又毒火上行，咽喉痛溃，一切恶症。

《本草正》：疗痈肿、喉痹，除周身寒湿、恶疮。

《生草药性备要》：消毒疮、疗疮，炙汁涂敷之，煲酒亦可。

【常用方剂】土萆薢汤、搜风解毒汤。

鬼箭羽

【一般认识】鬼箭羽性寒，味苦、辛，归肝经，是一种破血通经药，并具有祛风、解毒消肿、杀虫之效。常用于癥瘕结块、心腹疼痛、闭经、痛经、崩中漏下、产后瘀滞腹痛、恶露不下、疝气、历节痹痛、疮肿、跌打伤痛、虫积腹痛、烫火伤、毒蛇咬伤。现代研究表明，鬼箭羽具有降血糖、降血压等作用。皮科取其祛风消肿，常用于皮肤风肿、皮肤瘙痒、荨麻疹等疾患。

【皮科性能】鬼箭羽有祛风之功，风邪去，肺气宣，水道通调，以消水肿，治疗皮肤风肿、皮肤瘙痒、荨麻疹、银屑病、红斑狼疮等疾病。

【外用性能】鬼箭羽枝叶适量，加银杏叶等量，煎水洗患处可治漆性皮炎；鬼箭羽木栓质翅研成细粉，撒患处，或蛋黄油调敷患处治烫火伤。

【配伍应用】常与桃仁、赤芍、当归等配伍，治心腹痛；与红花、当归等配伍，治产后瘀滞腹痛。

【剂量要点】内服：4~9g；或泡酒或入丸、散。外用：适量，捣敷或煎汤洗；或研末调。

【各家论述】《名医别录》：消皮肤风肿。

《本经逢原》：鬼箭，专散恶血，故《本经》有崩中下血之治。《别录》治中恶腹痛，去白虫，消皮肤风毒肿，即腹满汗出之治。今人治贼风历节诸痹，妇人产后血晕，血结聚于胸中，或偏于胁肋少腹者，四物倍归，加鬼箭羽、红花、玄胡索煎服。以其性专破血，力能堕胎。

《名医别录》：主中恶腹痛，去白虫，消皮肤风毒肿，令阴中解。

《日华子本草》：通月经，破癥结，止血崩、带下，杀腹脏虫，及产后血绞肚痛。

《植物名实图考》：治肿毒。

【常用方剂】银屑病2号方。

菝葜

【一般认识】菝葜性平，味甘、酸，归肝、肾经，是一种祛风湿药，并有利小便，消肿毒之效。常用于治关节疼痛、肌肉麻木、泄泻、痢疾、水肿、淋病、疔疮、肿毒、瘰疬、痔疮等。现代研究表明，菝葜具有抗菌、抗炎、利尿、解毒、抗锥虫等作用。皮科取其祛风消肿之功，常用于风肿等疾患。

【皮科性能】菝葜祛风利湿，因势利导使风邪透表，治疗风肿；利用菝葜解毒消肿之效，可治疗银屑病、疮疖、肿毒、臁疮。

【外用性能】菝葜叶研末调油外敷，治痈疖疔疮、烫伤。

【配伍应用】常与铁刺苓、活血龙、山楂等配伍，治关节风湿病；与金刚藤配伍以祛风解毒。

【剂量要点】内服：15~30g；或浸酒。外用：适量，捣敷，或研末调敷；或煎水洗。

【各家论述】《品汇精要》：散肿毒。

《医林纂要》：缓肝坚肾，清小肠火，化膀胱水。治恶疮，毒疮，虫毒。

《四川中药志》：清热，除风毒。治崩、带，血淋，瘰疬，跌打损伤。

《常用中草药手册》：祛风除湿。治腰腿疼痛，风湿性关节炎，肠炎腹泻。

《中草药学》：解毒祛风，为疮痈要药。治历节痛风，肌肉麻痹，食管癌，银屑病。

【常用方剂】菝葜散。

补骨脂

【一般认识】补骨脂性温，味辛，是一种补阳药，并有固精缩尿、纳气平喘、温脾止泻之效。常用于阳痿遗精、遗尿尿频、腰膝冷痛、肾虚作喘、五更泄泻；外用治白癜风、斑秃。现代研究表明，补骨脂具有雌激素样、提高心脏功率、抗菌、致光敏作用，内服或外涂皮肤，经日光或紫外线照射，可使局部皮肤色素沉着。皮科取其致光敏作用，常用于白癜风等疾患。

【皮科性能】补骨脂具有补肾益肝的作用，配伍菟丝子、枸杞、何首乌能补肾益肝，治疗肝肾不足之须发早白、脱发、斑秃、黄褐斑、银屑病等。此外，在色素性皮肤病的"以色治色"中，酌情投入与白斑相反的带色素深沉的药材，如补骨脂、黑芝麻、玫瑰花等，以药材之"黑"反其皮损之"白"，治疗白癜风。

【外用性能】本品外用能消风祛斑，用治白癜风、斑秃、银屑病，将本品研末用酒浸制成酊剂，外涂患处。

【配伍应用】常与菟丝子、胡桃肉、沉香等配伍，治肾虚阳痿；与杜仲、胡桃肉等配伍，治肾阳虚衰、风冷侵袭之腰膝冷痛；与附子、肉桂、沉香等配伍，治肾不纳气之虚喘。

【剂量要点】内服：6~15g，或入丸、散；外用：适量，酒浸或酊剂涂患处。

【各家论述】《本草经疏》：凡病阴虚火动，梦遗，尿血，小便短涩及目赤口苦舌干，大便燥结，内热作渴，火升目赤，易饥嘈杂，湿热成痿，以致骨乏无力者，皆不宜服。

《开宝本草》：主五劳七伤，风虚冷，骨髓伤败，肾冷精流及妇人血气堕胎。

《本草纲目》：治肾泄，通命门，暖丹田，敛精神。

《玉楸药解》：温暖水土，消化饮食，升达脾胃，收敛滑泄、遗精、带下、溺多、便滑诸证。

【常用方剂】七宝美髯丹、紫铜消白方。

第四章

流派常用方剂

凉血消风散

【组成】荆芥 9g，防风 9g，黄芩 9g，徐长卿 9g，牛蒡子 9g，玄参 9g，生地黄 15g，苦参 9g，茯苓 9g，南沙参 9g，桔梗 9g，罗汉果半个，薏苡仁 15g，金银花 15g，蒲公英 9g，竹叶 5g，灯心草 3g，甘草 5g。

【功效】疏风凉血，除湿止痒。

【主治】湿疹等一切顽固性皮肤病证属风热毒蕴者。

【组方特色】本方所治之风疹、湿疹，是由风湿或风热之邪侵袭人体，浸淫血脉，内不得疏泄，外不得透达，郁于肌肤腠理之间所致，故见皮肤瘙痒不绝、疹出色红，或抓破后津水流溢等。治宜疏风为主，佐以清热除湿之法。痒自风而来，止痒必先疏风，故以荆芥、防风、牛蒡子之辛散透达、疏风散邪，使风去则痒止，共为君药。配伍薏苡仁淡渗利湿，苦参清热燥湿，茯苓健脾利湿，是为湿邪而设；金银花、蒲公英、黄芩、竹叶清热泻火，是为热邪而用，以上俱为臣药。然风热内郁，易耗伤阴血；湿热浸淫，易瘀阻血脉，故以玄参、生地黄、沙参益气养血，并寓"治风先治血，血行风自灭"之意为佐。灯心草、桔梗共为舟楫，寓意清上利下，罗汉果、甘草清热解毒、和中调药，共为佐使。诸药合用，以祛风为主，配伍清热、祛湿、养血之品，祛邪之中，兼顾扶正，使风邪得散、湿热得清、血脉调和，则痒止疹消，为治疗风疹、湿疹之良方。

【方证要点】杨志波教授认为"消风散"可谓冠皮肤病论治群方之首，纵观全方，荆芥、防风、牛蒡子疏风；金银花、蒲公英、黄芩、竹叶清热；薏苡仁、苦参、茯苓除湿；玄参、生地黄、沙参益气养血，从疏风、清热、除湿、养血四端组方原则看，其治远超出湿疹、风疹之范畴，诚然抓住了皮肤病"风湿热血"之基本病机：疏风以卫外，清热以安内，除湿以祛邪，养血以固本。除湿则热顺之泻而湿热得解，养血则风随其灭而瘙痒自除。其立意深远，组方考究，实为皮肤杂症辨证论治之圭臬。杨志波教授认为学其死方，不如悟其活意，消风散虽运用广泛，而非普遍适用，不可拘泥自封，需要灵活变通，随症加减，如庖丁解牛，目无全牛，方能得心应手。临床上本方常用于急性荨麻疹、湿疹、过敏性皮炎、药物性皮炎、神经性皮炎等属于风热或风湿所致者。

紫铜消白方

【组成】铜绿 0.1g，紫丹参 15g，紫草 10g，紫背浮萍 15g，紫苏 10g，紫河车 15g，核桃 15g，红花 10g，郁金 10g，鸡血藤 25g，路路通 7g，豨莶草 15g。

【功效】疏风除湿，理气和血，调补肝肾。

【主治】白癜风等色素脱失性皮肤病。

【组方特点】方中铜绿酸涩平，入肝胆经，能疏肝祛风为君药，又得紫丹参、紫草、紫背浮萍、紫苏、紫河车、核桃为臣药，取其"以色治色"之意，有调补肝肾气血之功效；红花、郁金、鸡血藤、路路通四味活血通络，豨莶草祛风除湿，助君臣为佐药。

【方证要点】紫铜消白方是在疏风除湿、理气和血、调补肝肾原则指导下，参照古方白驳丸、浮萍丸而研制的中药复方，由紫铜、紫背浮萍、紫河车、紫丹参、紫草等中药组成，运用一方制备两种剂型，片剂内服，配剂外涂，内外兼治，殊途同归，相得益彰。

【经典案例】张某某，女，37岁，1983年5月4日初诊。

主诉：额部发白斑4年多，并渐行扩散。

病史：患者四年前发现额面小片白色斑点，继则成片扩展，并渐渐泛发及胸背等处，尚无明显痛痒，注射过补骨脂素3个月。专科检查：头、面、颈项、胸背上肢出现淡白色斑，分别约3×2cm或4×3cm大小不一，部分境界欠清。舌质淡、苔薄白，脉细缓。

西医诊断：白癜风。

中医诊断：白驳风。

辨证：气血不和，肝肾不足。

治法：调和气血，滋益肝肾。

处方：自拟紫铜消白方。

铜绿 0.1g	紫丹参 15g	紫草 10g	紫背浮萍 15g
紫苏 10g	紫河车 15g	核桃 15g	红花 10g
郁金 10g	鸡血藤 25g	豨莶草 15g	

配合食疗法：黑豆子30g，黑芝麻30g，核桃30g，黑枣10枚，路路通7个。

先将路路通洗涤，煎水滤液，再将其他纳入滤液中共煮熟烂，适加冰糖或胡椒调味，备用每天一料，30天为1个疗程。

1983年5月17日二诊，药完无反应，继续原方煎服。

1983年5月29日三诊，额面近发际缘白斑见3~5处芝麻片样色素沉着之皮岛，部分白斑边缘色素增深，守方10剂交药剂科，研末，水泛为丸，每服10g，每日2次。

1983年7月9日四诊，额面白斑基本消失，胸、背部白斑淡化，守方不变，服至3个月为1个疗程。1994年追访，白斑早全部消失，无复发。

消白合剂

【组成】黑芝麻 30g，黑大豆 30g，核桃 30g，紫背浮萍 10g，路路通 10g，红花 10g，大枣 5 枚。

【功效】调和气血，补益肝肾，祛风通络。

【主治】气血失和、肝肾不足证型白癜风。

【组方特色】在的辨证基础上，欧阳恒教授运用取象比类的思维选用黑色类中药为主组方，选用黑芝麻、黑大豆、核桃、紫背浮萍、路路通、红花、大枣组成消白合剂。其中黑芝麻、黑大豆、大枣养血疏风活血；核桃、红花补肾活血；紫背浮萍入肺祛风走表；路路通通行十二经，引诸药达病所，共奏调和气血、补益肝肾、祛风通络、以黑反白之功，从而达到以"黑"消"白"的功效。

【方证要点】欧阳恒教授认为"气血失和、肝肾不足"是白癜风发病的基本病机，"治风先治血，血行风自灭"，气血失和、血行失常易致风邪搏于肌肤。因此在辨证基础上，运用"取象比类"的思维方式，选用黑色类中药为主组方，针对色素性皮肤病黑白颜色盈亏对立的特点，根据中医学"金（肺）水（肾）相生"的原理，以及"白色入肺、黑色入肾"的五色配五脏理论，通过长期临床探索，在取象比类思维启示下创造性地提出"以色治色法"对色素性皮肤病进行治疗，即在辨证基础上多选用黑色类中药治疗白癜风等色素减退性皮肤病——黑色药入肾，肾水生金，以治肺金本色之病，最终达到以"黑"治"白""以色治色"的目的。

肾着祛斑颗粒剂

【组成】白芍 20g，白鸡冠花 15g，白术 10g，白茯苓 15g，白及 10g，天花粉 10g，薏苡仁 15g，白僵蚕 10g，白芥子 6g，升麻 10g。

【功效】柔肝活血，健脾益肾。

【主治】肝郁气滞血瘀证型黄褐斑。

【组方特色】方中白芍、鸡冠花柔肝养血、凉血、活血为之君，白茯苓、白术、白僵蚕健脾益肾、通络散结以辅佐君药通行血脉为臣，天花粉、白及、薏苡仁清热润燥、渗利滑肌以辅佐君臣滋润柔肤之力，白芥子能搜剔皮里膜外秽浊之气，随升麻上行，率诸药直达病所，共奏柔肝活血、健脾益肾除"面尘"之功。

【方证要点】欧阳恒认为，黄褐斑的发病常为肝郁气滞血瘀之病机，与肝脾肾关系密切，多从肝郁、肝热、血滞等论治。以此辨证为本，选用了白芍、白术、白茯苓、白及、白僵蚕、白芥子等多味白（浅）色类药成方。这便是"以色治色"法在治疗色素增多性皮肤病的灵活运用——以白反黑，即以药材的白（浅）色来对抗皮损的黑（深）色，白色药入肺，肺金生水，以治肾水本色之病。细察肾着祛斑颗粒剂中的每味药，不是白色也接近白色，即使没有"以色治色"的理论前提，而解之以直观的形象思维，甚至可简单地认为是以药材的色白来"中和""冲淡"皮损的色黑。客观而言肾着祛斑颗粒剂的组方不仅有直观论治、"以色治色"等反色理论体系的支撑，其药物的选择在现代医学上也能找到部分依据。

当归玉真汤

【组成】当归、桂枝、细辛、白芍、白附子、天南星、通草、羌活、防风、白芷、天麻、大枣、甘草。

【功效】温阳散寒，养血通脉，息风化痰。

【主治】阳虚寒凝或风痰阻络证型慢性荨麻疹。

【组方特色】全方由当归四逆汤合玉真汤合成，方中当归甘温，养血和血；桂枝辛温，温经散寒，温通血脉，共为君药。细辛温经散寒，助桂枝温通血脉；白芍养血和营，助当归补益营血，白附子、天南星祛风化痰，共为臣药。羌活、防风疏风通络，白芷散风止痒，天麻平肝息风，四药辅佐主药疏散经络中之风邪，以祛风止痒，为佐药；通草通经脉，以畅血行；大枣、甘草，益气健脾养血，共为使药。用大枣，既合归、芍以补营血，又防桂枝、细辛燥烈太过，伤及阴血。甘草调和诸药为使药。

【方证要点】中医称荨麻疹为"瘾疹""鬼饭疙瘩""风瘖蕾"，中医认为本病因阳气不足，气血两虚，肌肤失于温煦，复感风寒之邪，久羁肌表或因卫表不固，营卫失和，风寒之邪乘虚而入，客于肌肤腠理，使经脉结聚，营血瘀滞而发病。《诸病源候论·风病诸候下》曰："夫人阳气外虚则多汗，汗出当风，风气搏于肌肉，与热气并，则生疙瘩也"。《医宗金鉴·外科心法要诀》也有"风邪多中表虚之人"之说。《诸病源候论·风瘖隐疹候》又云："风入腠理，与血气相搏，结聚起相连，成隐胗"，"风为百病之长"，"无风不作痒"，导致慢性荨麻疹时发时止，缠绵难愈的伏邪即是风邪，或夹寒或夹热，袭人之所虚处。欧阳恒从慢性荨麻疹病机着手，认为阳虚寒凝和风痰阻络是本病发病过程中不可分割的两大因素，认为慢性荨麻疹以阳虚寒凝痰阻证多见，治以温阳散寒、养血通脉、息风化痰之法。

【经典案例】蔡某某，女，47岁，2009年8月7日初诊。

主诉：反复发作性风团 5 年，伴瘙痒，近月加剧。

病史：患者 5 年前一次食海鲜后身痒，继则发生风团样损害，外院多给以抗组胺药（具体不详）、钙剂等，病情均能缓解。一般入夜 8~9 点钟开始发风团，直至第二天凌晨 5~6 点钟渐渐隐没，每服开瑞坦 1 片，可管两天"平安"，这样的情况已持续了 3 年。近月来夜发，风团部分残留至白天也不见消失，人也烦躁了，特来求治"断根"疗法。专科检查：四肢躯干皮肤散见部分淡红色风团皮损，大小形态有异，部分堆垒成块片状，呈豆瓣样外观，皮肤划痕（＋）。舌脉象：舌质淡、苔薄白，脉濡缓。

西医诊断：慢性荨麻疹。

中医诊断：瘾疹。

辨证：阳虚阴寒伏络证。

治法：温阳散寒，活血通滞。

处方：当归玉真汤加减。

当归 12g	桂枝 10g	细辛 3g	白芍 10g
白附子 5g	天南星 8g	通草 6g	羌活 10g
防风 8g	白芷 10g	天麻 10g	大枣 7 枚
甘草 6g			

7 剂。

2009 年 8 月 15 日二诊，仍有风团发生，但较药前风团减少很多，瘙痒感亦相对减轻。今改阳和消阴汤加减：鹿角胶（烊化）15g，熟地黄 15g，附子 10g，麻黄 10g，白芥子 10g，肉桂（兑）3g，姜炭 10g，路路通 7g，佛手 6g，甘草 6g。7 剂。

2009 年 8 月 23 日三诊，自述停服开瑞坦已无碍，仍守原方 7 剂。

2009 年 9 月 1 日四诊，已 5 天未发风团，入夜安睡，继续守方 7 剂，但嘱隔天服 1 剂，追访 3 个月未再发。

竹黄汤

【组成】淡竹叶 10g，石膏 15g，水牛角（先煎）50g，麦冬 15g，党参 10g，法半夏 10g，黄连 3g，黄芩 10g，栀仁 10g，黄柏 10g，漏芦 10g，槐花 10g，凌霄花 10g，三七 3g，甘草 6g。

【功效】清热解毒，益气养阴。

【主治】血热型寻常型银屑病。

【组方特点】竹黄汤由黄连解毒汤合竹叶石膏汤加减变化而成。方中取苦寒之水牛角清解营血分之毒热；石膏、竹叶清热泻火，清透气分之热，寓有"入营犹可透热转气"之意；三黄、栀子苦寒直折，清热解毒，清泄三焦之热邪；凌霄花、槐花凉血活血，药味取花，其性轻扬，可增透散血分热邪之力；党参、麦冬益气养阴生津，三七、漏芦活血解毒，通经脉，甘草解毒和中，调和诸药。纵览全方，气血同治，以清热解毒为主，配以益气养阴生津、透热转气和活血通脉。

【方证要点】欧阳恒认为银屑病的发病机制是气分有热，郁久化毒，毒热波及营血则血分有热，气阴两伤，毒热与血气相搏则血行不畅而成瘀。临证多从"热""毒""瘀""虚"寻因，治疗上根据温病治疗原则，主要采用清热解毒法，着重清泻气分毒热，气分毒热得以清泻，波及营血之毒热随之亦减，同时谨守病机针对性地予以化瘀、补虚。

【加减变化】在原方基础上，随证加减，风盛者，加白鲜皮、刺蒺藜、乌梢蛇；心烦易怒者，加柴胡、郁金、白芍；血瘀者，加丹参、三棱、赤芍；皮损广泛，斑片鲜红者，去党参加紫草、西洋参、羚羊角并重用石膏、水牛角；大便秘结者，加大黄；咽喉疼痛者，加山豆根、玄参。

【经典案例】李某某，男，37岁，1989年10月11日初诊。

主诉：身上发疹6月余，伴瘙痒脱屑。

病史：约半年前的一个夜餐后，自觉身上微微作痒，当时未在意，到第二日发现胸腹部一些红疹粒，搔之有白屑，日渐见多，四肢、背部泛现暗红色斑疹。已在多家医院皮科看过，见好，又复发，擦用氟氢松类软膏可以缓解，逢冬加剧，无家族病史。专科检查：体温37℃，脉搏90次/分，血压110/90mmHg，躯干四肢泛现暗红色斑丘疹，呈点滴状或币状，大小不一，其上被覆着厚层鳞屑或灰褐色痂样物，干燥，刮屑试验（＋）。舌质红、苔薄黄，脉象弦数。

西医诊断：寻常型银屑病。

中医诊断：白疕。

辨证：血热阴耗证。

治法：清热解毒，益气养阴。

处方：竹黄汤加减。

竹叶 15g	石膏 15g	怀山药 15g	麦冬 15g
西洋参 10g	黄连 3g	黄芩 10g	山栀 10g
黄柏 15g	漏芦 10g	三七 3g	凌霄花 15g
槐花 10g			

7剂。

1989年10月20日二诊，皮损转淡，鳞屑减少，守上方三月余，来电告诉皮损消失2个月，未复发，一般情况可。

仙方解毒汤

【组成】金银花、漏芦、乳香、没药、当归尾、赤芍、天花粉、浙贝母、穿山甲（以其他药代替）、皂角刺、甘草、防风、白芷、陈皮。

【功效】清热解毒，消块散结，活血通络。

【主治】血热夹瘀证型银屑病。

【组方特色】本方为仙方活命饮加漏芦化裁而成。方中金银花、漏芦清热解毒，共为君药；乳香、没药、当归尾、赤芍活血散瘀为臣；天花粉、浙贝母清热散结，穿山甲、皂角刺通行经络，甘草化毒和中，共为之佐；防风、白芷、陈皮疏散外邪，行气走表，引药直达病所为之使。诸药共奏清热解毒、消块散结、活血通络之功。

【方证要点】本方主要适用于毒瘀所致之白疕，治以清热解毒，活血散瘀。欧阳恒认为银屑病的发病是由先天禀赋不足，腠理疏松，毒邪入侵，导致气血失衡，毒邪内蕴发于肌表；阳气闭郁，蕴而化热，热盛生风，化燥化毒，阻于肌表而生；病久则气血被大量耗伤，血虚生风，肌肤失养；营卫失和，气滞血瘀，以致瘀毒流连肌表而发病。本病亦与"毒"密切相关，人体内外相应，形体外露皮肤的损害，就是体内"毒"外发显示的一种信息，在治疗中不仅要注意"解毒"，而且还需给"毒"以出路，每以清、泻者多，补益者少，间有清补互参者，当视病情而定。

【经典案例】郭某某，男性，47岁，1993年5月8日初诊。

主诉：头皮现红疹5年，伴脱屑。

病史：约5年前一次饮酒后觉头皮痒，搔之不以为然，继后出现鲜红色斑丘疹，痒增，搔之似有大块皮屑脱落。随后又见耳舟、额发际缘被红斑所环绕，其上被覆着大块厚层皮屑。到多家医院治疗，反复性大，尚未看过中医。

专科检查：温度37℃，脉搏80次/分，血压120/80mmHg，额发际缘银白色鳞屑性斑块所环绕，并延伸到发丛中，斑块肥厚浸润，颜色暗红，深浅不一，鳞屑堆积，呈蛎壳状，刮去鳞屑痂皮露出筛状出血面，双耳舟边累及。舌质老红，舌边有瘀斑、苔少，脉细涩。

西医诊断：寻常型银屑病。

中医诊断：白疕。

辨证：血热证。

治法：清热活血，解毒行瘀。

处方：仙方解毒汤加减。

穿山甲 10g	皂角刺 10g	归尾 10g	金银花 15g
赤芍 10g	乳没 10g	天花粉 15g	防风 10g
浙贝母 10g	白芷 10g	陈皮 5g	漏芦 10g
凌霄花 15g	槐花 10g	水牛角 50g	牡丹皮 10g

7剂。

1993年5月16日二诊，额发际缘红斑上疹块变薄，颜色转淡，耳舟皮损接近消失，仍处原方7剂，并附处方交药剂科碾粉水泛丸如梧桐子大，10g，每日2次，服丸药2个月。

1993年8月1日三诊，头皮皮损基本消失，转施益气养阴为主，予以竹黄颗粒剂调理。

菊藻丸

【组成】野菊花62g，海藻62g，三棱62g，重楼62g，制马钱子62g，金银花93g，漏芦93g，马蔺子93g，山慈菇93g，蜈蚣31g，何首乌125g。

【功效】除湿解毒，化瘀散结。

【主治】皮肤肿瘤。

【组方特点】本方选用野菊花、金银花、黄连、重楼、马蔺子清热解毒为君，臣以莪术、马钱子、山慈菇破气行瘀，伍以软坚散结之海藻、蜈蚣之品。

【方证要点】中医认为癌瘤相当于癥瘕、脏毒、肠癖、肠风、积聚等病症范畴。其发病多为外感六淫、内伤七情、劳累过度所致，风、湿、热、痰、瘀毒乘虚侵袭，结聚不散，日积月累，聚集而成，其中尤以热毒、血瘀为病理基础。本方力图在祛邪基础上，本"坚者削之，客者清之，结者散之，留者攻之"之理，益以扶正培本，既防大剂解毒破瘀之药攻伐正气，又可保护和增强人体自身护卫能力。

消疣方

【组成】板蓝根15g，薏苡仁15g，磁石30g，丝瓜络15g，大青叶15g，生地黄15g，木通7g，淡竹叶15g，甘草6g，代赭石30g。

【功效】清热除湿，解毒散结。

【主治】证属风热毒蕴之扁平疣。

【组方特点】板蓝根、大青叶清热解毒，丝瓜络、木通、淡竹叶解毒通络，清热利尿；生地黄、薏苡仁凉血滋阴健脾；磁石、代赭石重镇平肝潜阳；甘草调和诸药。

【方证要点】本方亦可外用，或选取其中方药，适当加减又名"洗疣方"，组成：板蓝根30g，大青叶30g，丝瓜络30g，马齿苋30g等，共奏清热解毒通经之功。

抑痤汤

【组成】金钱草15g，蒲公英15g，旱莲草15g，女贞子15g，半枝莲15g，白花蛇舌草15g，茯苓10g，山楂30g，泽泻10g，枳壳10g，生大黄6g，知母10g，黄柏10g。

【功效】清热泻浊，调补冲任。

【主治】肺热毒蕴型痤疮、脂溢性皮炎等皮肤病。

【组方特点】金钱草、蒲公英、半枝莲、白花蛇舌草清热解毒，旱莲草、女贞子调补冲任；茯苓健脾化湿、山楂消食和胃、泽泻利尿泄热，枳壳、生大黄通腑泄浊；知母、黄柏清虚热滋阴。全方共奏清热泻浊、调补冲任之力。

桂枝散结方

【组成】党参10g，黄芪15g，忍冬藤30g，当归12g，白术10g，茜草10g，白芥子10g，茯苓10g，桂枝10g，白芍10g，红枣10g，生姜3片。

【功效】益气温阳，活血散结。

【主治】硬皮病等寒凝气滞血瘀型皮肤病。

金土汤

【组成】枇杷叶15g，桑白皮15g，黄芩10g，黄连3g，生石膏20g，党参10g，升麻10g，当归10g，生地黄10g，牡丹皮10g，漏芦8g，黄柏10g。

【功效】清泄肺胃积热。

【主治】痤疮、脂溢性皮炎、酒渣鼻等皮肤病。

【组方特点】枇杷叶、桑白皮、黄芩清热宣肺，黄连、生石膏清胃热生津液；生地黄、牡丹皮凉血活血；升麻助脾胃升清降浊，党参、当归助气血生化，黄柏清热燥湿，漏芦清热解毒散结。诸药合方，共奏清泄肺胃积热之效。

【方证要点】本方实为枇杷清肺饮加减方，既清肺胃之热，又防寒凉太过，助气生血，升清降浊。

软皮汤

【组成】桂皮 8g，五加皮 15g，姜皮 10g，桃仁 10g，红花 6g，芍药 12g，煅牡蛎 15g，黄芪 20g，当归 15g，细辛 3g，炙甘草 6g，川芎 10g。

【功效】温阳散寒益气，散寒除湿逐痹。

【主治】阳虚寒凝证之硬皮病。

【组方特色】软皮汤为桃红四物汤、当归四逆汤、黄芪桂枝五物汤加减化裁而成。全方是在桃红四物汤基础上去熟地黄，当归四逆汤去通草，黄芪桂枝五物汤去大枣，改桂枝为桂皮，改生姜为姜皮，加煅牡蛎、五加皮而成。其中君药桂皮和五加皮体现了"以皮治皮"核心思想，既能温阳散寒，又能除湿通痹；桃红四物汤加黄芪共为臣药既能益气养血，又能活血化瘀，使"活血而不伤正，扶正而不留瘀"；佐药细辛温肺散寒和煅牡蛎潜阳软坚散结；使药姜皮为引经药，既能以皮走皮，又能散寒利水，炙甘草健脾和中、调和诸药。本方抓住了皮痹本阳虚、标寒凝的核心病机，同时又肺脾肾同治，给寒湿之邪以出路，全方共奏"温阳散寒益气以匡正、散寒除湿逐痹以祛邪"之功效。

【方证要点】欧阳恒认为，硬皮病的病机认识首先抓住两点：本虚和标实，其本在阳虚，其标在寒凝；脾肾阳虚导致温煦失养，温煦失养又加重寒湿内生，寒湿引起经络阻隔；另一方面，外邪内侵、营卫失和而致风寒湿外感，从而引起寒凝和血瘀，最后导致风寒湿三气杂至合而为痹，发为皮痹。而核心病机阳虚和寒凝是相互影响、互为因果的，阳虚可加重寒凝，寒凝又能耗伤阳气，故而本虚标实、虚实夹杂。而在发病的不同阶段出现相应的证候有助于我们做出正确辨证。基于"以皮治皮"药象直观论治理论，针对"阳虚寒凝证"之硬皮病创立软皮汤，确立了温阳通络、散寒除痹的治法。

【经典案例】姜某某，男，78 岁，2011 年 6 月 3 日初诊。

主诉：皮肤进行性变硬 14 年，伴呼吸吞咽困难半年。

病史：14 年来皮肤进行性硬化，经"甲氨蝶呤"等多方治疗；半年来加重，伴呼吸、吞咽困难、上腹胀满。症见躯干、四肢、面部皮肤硬化；胸闷腹胀，吞咽苦难；关节屈曲不利；腰膝酸冷，神倦乏力，善太息；大便稀溏，小便清长；舌暗紫、苔白腻、边有齿痕，脉沉弦偏涩。

专科检查：颜面、躯干、四肢皮肤弥漫性硬化；手足肢端硬化呈腊肠样外观，面部呈假面具样面容；四肢关节屈伸受限，肢端皮温低，伴雷诺现象；躯干四肢多处可见弥漫性色素减退斑。

西医诊断：系统性硬皮病。

中医诊断：皮痹。

辨证：阳虚寒凝证。

治法：温阳通络、散寒除痹。

处方：软皮汤加减。

桂皮 10g	五加皮 15g	羌活 10g	桃仁 10g
红花 6g	芍药 12g	黄精 15g	黄芪 30g
当归 15g	细辛 3g	炙甘草 6g	川芎 10g
五味子 10g			

7剂。

二诊：经1周的治疗，患者呼吸咳喘等症状明显改善，仍有肢端厥冷、肌肉瘦削、上腹胀满、善太息、大便稀溏等症。原方基础上去当归、五味子，加白术、柴胡、佛手。同时加软皮1号洗剂熏蒸治疗以温经散寒、软皮通络。配合关节疼痛处予温通散以除痹止痛。

加味多皮饮

【组成】陈皮10g，茯苓皮15g，姜皮10g，桑白皮15g，大腹皮15g，白鲜皮30g，牡丹皮10g，扁豆皮15g，冬瓜皮15g，土槿皮10g，蝉蜕10g，合欢皮10g

【功效】健脾除湿，疏风和血。

【主治】玫瑰糠疹、银屑病、脂溢性皮炎等。

【组方特点】方中赤苓皮、冬瓜皮、扁豆皮、大腹皮健脾利湿，涤清胃肠的积滞；原方五皮饮中的生姜皮改为干姜皮，取其辛温和胃，固表守而不走；白鲜皮、土槿皮祛风止痒；牡丹皮凉血和血化斑；地骨皮、桑白皮泄肺而清皮毛。全方共奏健脾除湿、疏风和血之功。

化癌汤

【组成】党参10g，当归12g，黄芪15g，茯苓10g，莪术10g，茜草15g，金银花10g，甘草6g，白芥子10g。

【功效】益气健脾，解毒化瘀。

【主治】皮肤肿瘤。

【组方特点】黄芪、党参扶助正气，当归养血，茯苓健脾，以助后天生化之本；金银花清热解毒，莪术破血逐瘀，茜草凉血活血，白芥子祛皮里膜外之痰浊，甘草调和诸药。全方损有余补不足，既去菀陈莝，又扶助正气，祛邪不伤正，扶正不留邪。

【方证要点】本方名为化癌汤，实则癥瘕积聚之良恶性肿瘤皆宜。

黑色食疗方

【组成】黑豆、黑米、黑芝麻、胡桃肉、红枣、路路通等适量。

【主治】白癜风，用于稳定病情，食膳辅助治疗。

【用法】先用路路通一二十枚加水适量煎煮沸腾，去渣取汁，纳上诸药继续煎煮，煎熬成粥，时频服。

银屑 1 号方

【组成】水牛角 30g，土茯苓 30g，生地黄 15g，牡丹皮 10g，赤芍 10g，鸡冠花 6g，白芍 10g，怀山药 15g，甘草 6g。

【功效】清热解毒，凉血活血。

【主治】血热之寻常型银屑病。

【组方特点】方中苦咸寒之水牛角，凉血清心解毒。甘苦寒之生地黄，凉血滋阴生津，一助犀角清热凉血止血，一恢复已失之阴血。赤芍、牡丹皮清热凉血、活血散瘀。土茯苓清热凉血；鸡冠花甘、涩、凉，取其凉血之功；白芍养血，怀山药健脾益气，甘草调和诸药。

【方证要点】杨志波认为本方适合血热之寻常型银屑病，功在清热解毒，凉血活血，血热证多由热毒炽盛于血分所致，方中苦咸寒之水牛角，凉血清心解毒。甘苦寒之生地黄，凉血滋阴生津，一助犀角清热凉血止血，一恢复已失之阴血。赤芍、牡丹皮清热凉血、活血散瘀。土茯苓清热凉血；鸡冠花甘、涩、凉，取其凉血之功；白芍养血，怀山药健脾益气，甘草调和诸药。

紫癜 1 号方

【组成】板蓝根 20g，白茅根 20g，紫草 15g，茜草 15g，生地黄 15g，金银花 15g，牡丹皮 15g，赤芍 10g，槐花 6g，荆芥炭 10g，防风 10g。

【功效】清热疏风，凉血活血。

【主治】血热夹风之过敏性紫癜。

【组方特色】板蓝根、金银花清热解毒；白茅根凉血止血；紫草清热凉血；茜草性寒入血分，能凉血止血，且能化瘀，治疗血热妄行之出血证；生地黄、牡丹皮、赤芍清热凉血活血；槐花活血化瘀；荆芥炭止血；防风疏风。

【方证要点】杨志波认为，本方适合血热夹风之过敏性紫癜，功在清热疏风，凉血活血。全方选用清热凉血疏风药物：板蓝根、金银花清热解毒；白茅根凉血止血；紫草清热凉血；茜草性寒入血分，能凉血止血，且能化瘀，治疗血热妄行之出血证；生地黄、牡丹皮、赤芍清热凉血活血；槐花活血化瘀；荆芥炭取其止血之功，防风疏风。

五虎丹

【组成】水银、芒硝、明矾、青矾各 200g，食盐 100g。

【功效】平胬，吊毒，祛腐，提脓，拔毒。

【主治】适用于淋巴结核、疥疮、慢性瘘管、痈疽、皮肤癌等多种外科病。

【组方特色】水银攻毒杀虫，芒硝软坚散结，明矾解毒杀虫，清热消痰，青矾解毒燥湿杀虫，食盐纳肾杀虫祛风。

【方证要点】杨志波认为本方毒性大，腐蚀性强，分量大可伤筋坏骨，脱骨腐肉，用药时应患处用药，撒在疮口上，健康皮肤不能接触，以免引起坏死。临床运用应准确辨证，专病专用，准确掌握用药适应证及剂量、剂型，以达恰到好处之妙。

桃花膏

【组成】桃仁 10g，红花 5g，桃花 15g，玫瑰花 15g，月季花 15g，冬瓜子 10g，枸杞 15g，薏苡仁 15g，白芍 20g。

【功效】活血化瘀调经，祛斑养颜除皱。

【主治】适用于黄褐斑、雀斑、黑变病、炎症后色深。

【组方特色】桃仁、红花活血调经，桃花、玫瑰花、月季花疏肝解郁，美容养颜；冬瓜子清热利湿，枸杞子滋补肝肾，明目润肺，薏苡仁利水渗湿，白芍柔肝养阴，取其润肤美白之效。

【方证要点】杨志波认为，本方以"女子以肝为先天"理论及湖湘皮科流派"以花治华"理论为指导思想，应用花类药物治疗损容性疾病，取其轻扬升浮，能宣散透邪之功效。故本方桃仁与红花配伍，以活血化瘀调经，取用红花、槐花、玫瑰花、月季花活血柔肝之花类药物以加强活血化瘀调经之效，《神农本草经》载冬瓜子"主令人悦泽，好颜色，益气"，枸杞子"久服轻身，不老"，薏苡仁"久服轻身益气"，配合柔肝养肝增白之白芍，全方共奏活血化瘀调经、祛斑养颜除皱之效。

二白药膏

【组成】白芷 20g，白附子 20g，珍珠粉 20g。

【功效】抗皱除斑，增白养肤。

【主治】适用于皮肤瘙痒、斑块等症。

【组方特色】白芷祛风除湿润肌，白附子祛风燥湿解毒，珍珠粉收敛生肌。

【方证要点】杨志波认为，本方组方以湖湘皮科流派"以色治色"为指导思想，全方三味药皆色白而质润，其中白芷祛风除湿润肌，《神农本草经》载白芷"长肌肤、润泽、可做面脂"，白附子主"面上百病，行药势"，珍珠镇心定惊，收敛生肌，三药配伍而美白润肤，抗皱除斑。

生发止痒膏

【组成】松针 30g，侧柏叶 30g，皂荚 30g，没食子 20g，泽兰 30g，白芷 30g，白鲜皮 30g，薄荷 5g。

【功效】祛风燥湿，杀虫止痒。

【主治】适用于脂溢性皮炎、脂溢性脱发、银屑病等。

【组方特色】松针、侧柏叶、白鲜皮祛风除湿，解毒止痒，皂荚搜风除痰，没食子乌发固涩，泽兰治痈排脓活血祛瘀，白芷祛风除湿润肌，薄荷疏风清热，清利头目而透疹。

【方证要点】杨志波认为本方祛风燥湿，杀虫止痒，增白养肤，适用于脂溢性皮炎、脂溢性脱发、银屑病等。本方组方重用清热除湿止痒之药，取松针、侧柏叶、白鲜皮，配合搜风除痰之皂荚，乌发固涩之没食子，祛风除湿润肌之白芷，加之轻轻透疹之薄荷，全方配伍得当，燥中取润，清热除湿与活血润肌共用，疗效佳。

红灵酊

【组成】红花 20g，细辛 15g，桂枝 15g，干姜 15g，当归 15g。

【功效】活血祛瘀，生发乌发。

【主治】适用于脂溢性脱发、雄激素性脱发、斑秃等。

【组方特色】红花、当归活血养血，桂枝、细辛、干姜温阳通脉，全方简而精专，共奏活血温阳、养血通脉之效。局部外涂头皮如季冬春初之时的春雨暖阳，以期生发壮发。

【方证要点】杨志波认为本方活血祛瘀，生发乌发，适用于脂溢性脱发、雄激素性脱发、斑秃等。本方组方以活血祛瘀之红花为君药，佐以细辛、桂枝、干姜以温阳通络，配合活血养血之当归以加强活血之效，收效佳。

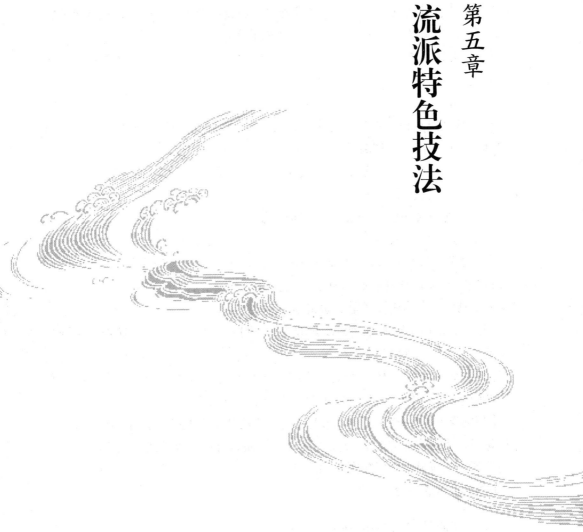

第五章

流派特色技法

第一节 诊断技术

一、痤疮直观辨证技法

【作用】根据司外揣内的逻辑思维规律，通过借助于望诊或闻诊观察皮肤损害的特点，来判断五脏六腑、脏腑气血阴阳的变化。

【操作步骤】①嘱患者洁面；②嘱患者面向光亮处，充分暴露皮损部位，观察患者皮损特点；③触诊皮疹局部。

【技术要领】

（1）肺经风热证：皮损多局限于面部，以鲜红色丘疹伴白头粉刺为主，自觉痒痛，初诊局部皮温稍高。舌红、苔薄黄，脉浮数。

（2）胃肠湿热证：颜面、胸背皮肤油腻，皮疹红肿疼痛，或有脓疱，伴口臭；舌红、苔黄腻，脉滑数。

（3）痰热瘀滞证：病史较长，皮损以结节、囊肿、脓肿、瘢痕为主，或见窦道，经久不愈；舌红或黯红、苔薄黄或黄腻，脉弦滑。

（4）冲任不调证：多见于女子，皮损多局限于面部，以炎症性丘疹为主，皮损的发生与加重与月经周期有明显的关系，月经前后明显增多加重，月经期结束则皮疹见少、减轻；舌红、苔薄黄，脉弦细数。

【适应证】适用于所有面部及前胸后背以粉刺、炎症性丘疹、脓疱、囊肿等为主要皮疹表现的痤疮患者。

【禁忌证】①对于暴露皮损部位或触诊有严重抵触者；②有严重心理障碍者；③因搔抓等原因导致局部出现激发皮损干扰判断者。

【环境条件】①诊室应明亮透光，没有有色灯光等干扰；②检查应一人一诊室以保护患者隐私；③应保证皮损区无化妆品或有色药物等遮盖剂干扰；④触诊前医师佩戴薄膜手套以防医源性感染。

【材料】薄膜手套、棉签。

二、银屑病直观辨证技法

【作用】根据司外揣内的逻辑思维规律，通过借助于望诊或闻诊观察皮肤损害的特点，来判断五脏六腑、脏腑气血阴阳的变化。

【操作步骤】①嘱患者面向光亮处，充分暴露皮损部位，观察患者皮损特点；②触诊皮疹局部。

【技术要领】

（1）血热证：见于寻常型银屑病患者，皮损多遍布全身，表现为鲜红色、浸润性、鳞屑性红斑，鳞屑少而薄，瘙痒明显，局部皮温较高，或表现为全身密集点滴状浸润性红斑，同时伴咽部充血水肿，有或无扁桃体肥大。甲板可出现增厚或变形等舌红、苔黄，脉滑数。

（2）血瘀证：见于寻常型银屑病患者，病程相对较长，多反复发作。皮疹以暗红色斑片状红斑为主，边界清楚，表面多覆盖层状白色鳞屑，瘙痒较轻。甲板可出现增厚或变形等舌红或暗红、苔薄黄，脉弦滑。

（3）血燥证：见于寻常型银屑病患者，多见于形体消瘦患者，皮疹可遍布全身，为淡红色斑片状红斑，边界清楚，表面覆盖蛎壳状较厚白色鳞屑，瘙痒轻微而持续，头皮多有受累，可因干燥而皲裂渗出。甲板可出现增厚或变形，舌淡红、苔白，脉细滑。

（4）脓毒蕴蒸证：见于脓疱型银屑病患者，皮疹以密集针尖至米粒大小浅表脓疱为主，周围绕以红晕，皮疹可局限、可泛发，临近脓疱可相互融合形成脓湖。患者自觉痒痛，寒热往来，常出现不明原因高热，可伴有关节肿胀、疼痛；皮疹局部皮温高。脓疱干涸或破裂后，局部可有碎瓦状脱屑或皲裂，或因继发感染局部糜烂，有恶臭味。甲板可出现增厚或变形等。舌红、苔黄燥，脉洪数。

（5）风湿寒痹证：见于关节型银屑病患者，可有寻常型银屑病的皮损表现，同时伴有全身大小关节肿胀、疼痛，以手、腕及足等小关节多见，尤其指（趾）末端关节受累最为常见。肿胀关节附近皮肤亦出现红肿。病久者关节强直、肌肉萎缩。舌淡、苔白，脉弦紧。

【适应证】适用于非重症以及红皮型银屑病以外的银屑病患者。

【禁忌证】①对于暴露皮损部位或触诊有严重抵触者；②有严重心理障碍者；③因搔抓等原因导致局部出现继发皮损干扰判断者；④红皮型银屑病或病情严重出现多发并发症患者。

【环境条件】①诊室应明亮透光，没有有色灯光等干扰；②检查应一人一诊室以保护患者隐私；③应保证皮损区无化妆品或有色药物等遮盖剂干扰；④触诊前医师佩戴薄膜手套以防医源性感染。

【材料】薄膜手套、棉签。

三、带状疱疹直观辨证技法

【作用】根据司外揣内的逻辑思维规律，通过借助于望诊或闻诊观察皮肤损害的特点，来判断五脏六腑、脏腑气血阴阳的变化。

【操作步骤】①嘱患者面向光亮处，充分暴露皮损部位，观察患者皮损特点；②触诊皮疹局部。

【技术要领】

（1）肝经郁热证：患者一般起病较急，皮疹发展较快，灼痛明显。皮疹好发于右侧胸、腹、背部及外阴皮肤，局部皮肤潮红，疱壁紧张，局部皮温高；伴口苦咽干，急躁易怒。舌红、苔黄腻，脉弦滑。

（2）脾虚湿蕴证：起病较缓，皮疹好发于下肢，颜色较淡，疱壁松弛，破后糜烂、渗出，疼痛轻，口不渴，纳差或食后腹胀，局部皮温可偏高或正常。舌红、苔黄腻或白腻，脉濡滑。

（3）气滞血瘀证：常见于本病的恢复期或后遗神经痛期，患者皮损大部分消退，但疼痛不止或隐痛。舌黯或紫黯、苔白，脉细涩。

【适应证】适用于所有考虑诊断为带状疱疹患者。

【禁忌证】①对于暴露皮损部位或触诊有严重抵触者；②有严重心理障碍者；③因搔抓等原因导致局部出现激发皮损干扰判断者。④皮疹泛发，不局限于单侧者。

【环境条件】①诊室应明亮透光，没有有色灯光等干扰；②检查应一人一诊室以保护患者隐私；③应保证皮损区无化妆品或有色药物等遮盖剂干扰；④触诊前医师佩戴薄膜手套以防医源性感染。

【材料】薄膜手套、棉签。

四、湿疹直观辨证技法

湿疮是一种由多种内外因素引起的具有明显渗出倾向的炎症性、过敏性皮肤病。其临床特点为多形性皮损、对称分布、渗出倾向、自觉瘙痒、反复发作、易成慢性。一般分为急性、亚急性、慢性三期。在急性阶段以丘疱疹为主，在慢性阶段以表皮肥厚和苔藓样变为主。可发生于任何年龄、任何部位、任何季节，以先天禀赋不耐者为多。

中医文献没有湿诊病名的记载，古籍所记载的浸淫疮，以及按不同部位相同皮损而有不同中医病名，统以湿疮命名。《诸病源候论·浸淫疮候》中说："浸淫疮是心家有风热，发于肌肤，初生甚小，先痒后痛而成疮，汁出浸渍肌肉，浸淫渐阔，乃遍体"；在"疮候"中有"成疮者，由肤腠虚，风湿之气折于血气，结聚所生，多著手足间，递相对，如新生茱萸子，痛痒抓搔成疮黄汁出。浸淫生长坼裂，时瘥时剧"。在"湿疮候"又有"湿癣者亦有匡郭，如虫行浸淫赤湿痒，搔之多汁"；在"干癣候"中有"干癣，但有匡郭，皮枯索痒，搔之白屑出也"。

【病因病机】总因禀赋不耐，风湿热毒之邪客于肌肤，迁延稽留所致。

（1）饮食不节，过食辛辣刺激荤腥动风之品，伤及脾胃，脾失健运，水湿内停，停久化热，又外受风邪，内外两邪相搏，湿热内生，浸淫肌肤所生。

（2）情志内伤，肝郁气滞，郁久化热，血热成燥，致皮肤干燥而为。

（3）肝肾不足，血虚阴伤，肌肤失养而成。

虽病位在肌肤，但发病与禀赋、外感、气血、脾、肾、肝有关，湿瘀互结，血虚风燥，肌肤失养为其关键病机，病性多为虚实夹杂证。

【作用】湿疮病相当于西医的湿疹，是临床最常见的皮肤病之一。易诊难治，且反复发作严重影响患者生活质量，从古到今许多医家刻苦研究湿疮病的病机和治疗，但在湿疮的中医辨证方面的文章却极少。杨教授认为湿疮病的治疗要从本质上抓好，先做到准确辨证，才能达到有效的治疗。目前湿疮病缺少系统的辨证方法，许多皮肤科医师都是根据经验进行辨证，杨教授为了提高临床辨证的效率，故而创立了"湿疹直观辨证技法"，对湿疮病提供了直观便捷有效的辨证方法。运用此技法能更直观和快速地对湿疮病进行辨证，为广大中医皮肤科医师提供了一种新的、更方便的技法和思路。

【操作步骤】

（1）快速抓住疾病的特点

①皮疹的多形性。可有红斑、丘疹、水疱、糜烂、渗出、结痂、肥厚脱屑，皲裂等。

②对称性。躯干四肢或头面好发部位，皮损往往都较多对称。

③病情之反复性。急性湿疹治疗不当，可迁延至慢性湿疹，反复性大，如婴儿湿疹或小儿湿疹可至十岁以上仍有复发者不在少数。

④自觉瘙痒呈普遍性。大部分患者都有瘙痒，根据情况瘙痒程度有所不同。

（2）准确判断病情的急缓

①在急性阶段以丘疱疹为主，起病较快，对称分布。好发于外露部位，如面、耳、手足、前臂、小腿等。皮损潮红，呈多形性，常在红斑基础上出现针头到粟粒大小的丘疹、丘疱疹和水疱，融合成片，边界不清。自觉瘙痒剧烈，伴灼热感，搔抓、热水、饮酒等都可加重瘙痒，常因搔抓而出现糜烂、渗液。

②在亚急性阶段以丘疹、鳞屑和结痂为主。此时皮损局部红肿减轻，皮损呈暗红色，瘙痒程度轻重不一。水疱和搔抓后的糜烂面均逐渐愈合，渗出较前减少。

③在慢性阶段以表皮肥厚和苔藓样变为主，病程迁延日久，反复发作。好发于手足、肘窝、乳房、股部、前后二阴等部位。皮损皮肤肥厚、粗糙，苔藓样变，有鳞屑，色素沉着或色素减退等，边界较清楚。可表现为浸润肥厚性斑块，或角化性皲裂斑片等。

（3）冷静辨别病性的虚实

①实证：发病迅速，一派实热和湿盛之象，伴有身热，心烦口渴，大便干结，小便短赤。

②虚证：发病缓慢日久，多见脾虚或血虚之象，或神疲、腹胀、便溏，或口干不欲饮，纳差腹胀。

（4）清晰把握证候的特征

1）湿热浸淫：湿 + 热

①湿，水湿浸渍则滋水淋漓。

②热，热盛动风则瘙痒无度，火热之邪热灼肌表，则皮损潮红灼热，热邪内盛则身热、心烦、口渴，大便干、小便赤。

舌脉：舌红、苔薄白或黄腻，脉滑或数。

2）脾虚湿蕴：湿 + 脾虚

①湿，湿蕴肌肤则瘙痒，抓后糜烂渗出。

②脾虚，脾虚无以运化水湿，则湿阻中焦，纳少神疲、腹胀便溏。

舌脉：舌淡、苔白或腻，脉弦缓。

3）血虚风燥：血虚 + 风 + 燥

①血虚，久病耗伤阴血，或脾虚化源不足，正气亏耗而不足以抗邪，病程迁延日久，阴血亏虚，不能濡养，则肌肤失养，皮损色暗或色素沉着，或皮损粗糙肥厚，阴血不足，则口干不欲饮，脾虚则纳差腹胀。

②风，血虚生风，风客肌肤，营卫郁滞，则皮肤瘙痒剧烈。

③燥，久病伤阴，不能濡养则化燥，出现口干，皮损粗糙肥厚。

舌脉：舌淡、苔白，脉细弦。

（5）谨慎注意特殊的部位

1）头面部：发于头皮者，多有糜烂、流滋、结黄色厚痂，有时头发黏集成束，常因染毒而引起脱发；发于面部者，多有淡红色斑片，上覆以细薄的鳞屑，自觉瘙痒。

2）耳部：好发于耳窝、耳后皱襞及耳前部，皮损为潮红、糜烂、流滋、结痂及裂隙，耳根裂开，如刀割之状，痒而不痛，多对称发生。

3）乳房部：主要发生于女性，表现为皮肤潮红、糜烂、流滋，上覆以鳞屑，或结黄色痂皮，自觉瘙痒，或因皲裂而引起疼痛。

4）脐部：皮损为鲜红色或暗红色斑片，有流滋、结痂，皮损边界清楚，不累及外周正常皮肤，常有臭味，亦易染毒而出现红肿热痛，伴发热、畏寒、便秘、溺赤。

5）阴部：皮损为淡红色斑片，表面糜烂、结痂、流滋、滋水，日久皮肤粗糙肥厚，色素沉着或减退，瘙痒剧烈，夜间更甚，发生肛门周围者，往往有辐射状皲裂。

6）手部：皮损形态多样，可为潮红、糜烂、流滋、结痂，反复发作，可致皮肤肥厚粗糙，自觉瘙痒，冬季常因皲裂而引起疼痛，发于手背者多呈钱币状；发于手掌者，皮损边缘欠清。

7）小腿部：多见于长期站立者，皮损主要发于小腿下 1/3 的内外侧。常先有局部青筋暴露，继则出现暗红斑，表面潮湿、糜烂、流滋，或干燥、结痂、脱屑，呈局限性或弥漫性分布，常伴有臁疮，病程迁延，反复发作，可出现皮肤肥厚粗糙，色素沉着或减退。

【技术要领】抓住皮损特点，注意皮损部位，把握证候特点，整体判断病情。

【适应证】急性、亚急性和慢性湿疮。

五、白癜风直观辨证技法

白癜风是一种常见的后天性色素脱失性皮肤黏膜疾病，其表现为皮肤、黏膜的黑色素细胞被破坏，皮损区的黑色素细胞明显减少或消失。其发病机制尚不完全清楚，目前多认为与遗传因素、神经精神因素、黑素细胞自毁、免疫因素、微量元素等密切相关。本病属中医"白驳风"范畴，可发于任何年龄，易诊难治。

【病因病机】中医认为本病病因、病机复杂，其形成总因气血失和，瘀血阻络所致。

（1）气血不和：六淫外袭，致气机逆乱，气血失和，卫外不固，风邪袭于肌表而发；

（2）瘀血阻络：因跌扑损伤、郁怒伤肝、久病因循失治等致气滞血瘀，脉络瘀阻，肌肤失养所致；

（3）肝肾不足：久病失养，损伤精血，损及肝肾，精血不能化生，以致皮毛失其所养而成。《普济方》："白癜风是肺热壅热，风邪乘之，风热相并传流营卫，壅滞肌肉久不消散，故成此也"。《医宗金鉴·外科心法要诀·白驳风》："此证自面及颈项，肉色忽然变白，状类斑点，并不痒痛，由风邪相搏于皮肤，致令气血失和"。《诸病源候论·白癜》："此亦是风邪博于肌肤，血气不和所生也。"《外科正宗·紫白癜风第五十四》："紫癜风乃一体二种。紫因血滞，总因热体风湿所侵，凝滞毛孔，气血不行所致。"

【作用】白癜风是临床常见色素脱失性皮肤病，具有损容性，虽然对患者的健康不造成损害，但常对患者的心理、生活和工作造成严重影响，容易引起自卑、焦虑等心理，甚至造成严重的心理疾患。目前白癜风在临床上辨病容易，但缺少明确系统的辨证体系，各大医家对白癜风的辨证都有不同见解，一时间可谓是众说纷纭。杨教授深感系统规范的白癜风辨证技法是当务之急，因此便创立了白癜风直观辨证技法。此技法系统地列出了常见证型及其特点，以简单易行的步骤方便广大皮肤科医师辨证，为临床上快速直观辨证白癜风提出了一种新的技法。

【操作步骤】

（1）认准疾病特点：表面光滑，边界清楚的不规则白斑，白斑外缘有明显色素沉着，多无自觉症状。

（2）判断疾病病程

1）进展期，发病时间长短不一，多在半年到三年左右，白斑扩大、增多，机械刺激如压力、摩擦，其他外伤均可继发白癜风皮损（同形反应）。

2）稳定期，病程日久，皮损停止发展，形成边界清晰的色素脱失斑，皮损边缘色素增加，有的皮损中可出现散在的毛孔周围岛状色素区。

（3）看清皮损颜色：斑色乳白多为风邪外袭，白斑周边呈深褐色为气滞血瘀，白斑内毛发也变白为肝肾不足。

（4）把握证候特征：湖南中医学院第二附属医院经近二十年来的实践，目前主要分为三型。

1）风邪外袭证：皮损初起突发，或精神受到刺激后出现。斑色乳白，大小不一，少许白斑微发赤，逐渐扩散，边缘模糊，瘙痒，伴烦躁，失眠，胸胁闷胀，口干，溲赤，舌质淡红、苔薄黄，脉弦细。《证治准绳·疡医》："夫白驳者，是肺风流注皮肤之间久而不去所致。多生颜面，点点斑白，但无疮及不瘙痒，不能早疗，即便浸淫也"；《普济方》："白癜风是肺热壅热，风邪乘之，风热相并传流营卫，壅滞肌肉久不消散，故成此也"；《本草经疏》认为白癜风是肝脏血虚生风所致，盖肝为风木之位，藏血之脏，血虚则发热，热盛则生风。

2）气滞血瘀证：白斑单发或泛发，散在分布，无固定好发部位，往往随情感变化而加重。白斑周边呈深褐色，压之不褪色，自觉干燥，瘙痒，或跌仆外伤史，伴胸胁满闷，善长太息，面部刺痛，妇女经水不畅，舌质暗有瘀斑，脉细或涩。

《丹溪心法·六郁三十二》：气血冲和万病不生，一有怫郁，诸病生焉，故人生诸病，多生于郁。久病多郁、多瘀，因此精神创伤、紧张、激动或忧郁或愤怒等情绪，可致肝郁气滞血涩，致气血不能滋养肌肤而发斑。

《医林改错·通窍活血汤所治症目》：（白癜风是）血瘀于皮里，服三五付可不散漫，服三十付可痊愈。

《医学六要》谓：夫人饮食喜居一失其宜，皆能使血瘀滞不行，故白病瘀血者多。

3）肝肾不足型：病程日久，白斑较大，或连成不规则大片，境界清楚，边缘颜色较深，白色斑内毛发变白，有家族史，伴有腰膝酸软，头晕耳鸣，神疲乏力，舌质淡红、少苔，脉细或沉细数。

肾藏精，肝藏血，肝肾同源，肝肾不足，血虚受风，血不养肤，使患者出现神疲乏力、腰腿软、失眠多梦、面色晦暗等症。

【技术要领】从皮损特点入手，把握全身症状辨证论治。

【适应证】白癜风。

第二节　制药技术

一、紫铜消白酊制作

【作用】调和气血，祛风消斑。

【操作步骤】取适当粉碎的药材，置有盖容器中，加入溶剂适量，密盖，搅拌或振摇，浸渍3~5日或规定的时间，倾取上清液，再加入溶剂适量，依法浸渍至有效成分充分浸出，合并浸出液，加溶剂至规定量后，静置24小时，滤过，即得。

【技术要领】温度、道地药材、时间把握。

【适应证】用于白癜风病及色素脱失斑。

【禁忌证】脾胃虚弱者禁用。

【环境条件】干燥、阴凉处。

【材料】紫铜、补骨脂、乙醇、浮萍等。

二、紫草油制作

【作用】清热凉血、解毒消斑。

【操作步骤】用菜籽油或者香油烧开，将紫草放入，然后晾凉。

【技术要领】火候把握。

【适应证】血热型银屑病。

【禁忌证】大量渗液、糜烂皮肤禁用。

【环境条件】干燥、阴凉处。

【材料】紫草、菜籽油或香油等。

三、竹黄颗粒剂制作

【作用】清热解毒，益气养阴。

【操作步骤】药物加水煎煮二次，每次 1 小时，合并煎液，滤过，滤液浓缩至相对密度约为 1.20~1.25（60℃）的稠膏，加入细粉及适量蔗糖、糊精，混匀，干燥，制粒。

【技术要领】时间、火候把握。

【适应证】用于银屑病及天疱疮等证属热毒损伤气阴者。

【禁忌证】脾胃虚弱者禁用。

【环境条件】干燥、阴凉处。

【材料】淡竹叶、生石膏、麦冬、党参、黄连等

四、生发止痒膏制作

【作用】祛风燥湿，杀虫止痒。

【操作步骤】①配方：将饮片、配料、辅料配齐分装；②浸泡：将药料放入容量相当的洁净砂锅内，加适量水浸泡药料半小时；③煎煮：先用大火煮沸，再用小火煮 1 小时，转为微火以沸为度，约 3 小时，药汁渐浓即可用纱布过滤出第一道药汁；再用清水浸润药渣后上火煎煮，方法同前，此为二煎，到第三煎时，滤净药汁后将药渣倒弃。三道药汁混合静置，再沉淀过滤；④浓缩：过滤净的药汁倒入锅中，进行浓缩，可以先用大火煎熬，加速水分蒸发，并随时撇去浮沫，让药汁慢慢变成稠厚，再改用小火进一步浓缩，此时应不断搅拌，因为药汁转厚时极易粘底烧焦，在搅拌到药汁滴在纸上不散开来为度，此时方

可暂停煎熬，这就是经过浓缩而成的清膏；⑤收膏：把清膏放在小火上慢慢熬炼，不断用铲搅拌，直至能扯拉成旗或滴水成珠（将膏汁滴入清水中凝结成珠而不散）即可；⑥加入辅料：加入糊精、起泡剂等辅料，搅拌后静置装瓶。

【技术要领】顺序、火候。

【适应证】头皮型银屑病、脂溢性皮炎、脂溢性脱发等。

【禁忌证】对上述药物或辅料过敏，头皮部皮肤有损伤破口，婴幼儿等肌肤脆弱敏感者忌用。

【环境条件】阴凉。干燥处。

【材料】侧柏叶、大皂角、白鲜皮、薄荷等。

五、桃花膏制作

【作用】清肺健脾，清心除烦，补肾疏肝，活血化瘀调经、祛斑养颜除皱。

【操作步骤】①配方：将饮片、配料、辅料配齐分装；②浸泡：将药料放入容量相当的洁净砂锅内，加适量水浸泡药料半小时；③煎煮：先用大火煮沸，再用小火煮 1 小时，转为微火以沸为度，约 3 小时，药汁渐浓即可用纱布过滤出第一道药汁；再用清水浸润药渣后上火煎煮，方法同前，此为二煎，到第三煎时，滤净药汁后将药渣倒弃。三道药汁混合静置，再沉淀过滤；④浓缩：过滤净的药汁倒入锅中，进行浓缩，可以先用大火煎熬，加速水分蒸发，并随时撇去浮沫，让药汁慢慢变成稠厚，再改用小火进一步浓缩，浓缩至相对密度约为 1.20~1.25（60℃）的稠膏，此时应不断搅拌，因为药汁转厚时极易粘底烧焦，在搅拌到药汁滴在纸上不散开来为度，此时方可暂停煎熬，这就是经过浓缩而成的清膏；⑤收膏：把清膏放在小火上慢慢熬炼，不断用铲搅拌，直至能扯拉成旗或在滴水成珠（将膏汁滴入清水中凝结成珠而不散）即可，加入适量蔗糖、糊精，混匀静置后装瓶。

【技术要领】顺序、火候。

【适应证】黄褐斑、雀斑、黑变病、炎症后色深等。

【禁忌证】妊娠及月经过多者禁服。

【环境条件】阴凉、干燥处。

【材料】桃仁、红花、玫瑰花、金银花、枸杞、益母草、当归等。

第三节　治疗技术

一、银屑病五联疗法

银屑病五联：药物口服中药＋外用药（克银膏)/(卡泊三醇＋卤米松)+(竹黄颗粒剂）＋中药浴＋紫外线/308nm准分子激光。

【作用】

①中药内服的作用：中医学认为"血分有热"是银屑病发病的主要依据。素体血热，久则化毒，毒热蕴伏于营血，营血失和，经脉阻滞，气血不畅；阴血耗伤，则化燥生风；实发于内而形于外则见红斑、丘疹、屑起而痒。治疗上多从"热""瘀""虚"遣方解毒参与始终。方选活血祛瘀汤加减化裁，方中当归、鸡血藤养血活血；三棱、莪术、陈皮行气活血；丹参、茜草、凌霄花凉血活血通经；土茯苓、白花蛇舌草、漏芦清热解毒；石膏、竹叶清透气分热邪，使血分之"毒热"有外达之机；白鲜皮祛风止痒；甘草调药和中。纵览全方，气血并治，重在治血，配以清热解毒、清透气分之品，切中斑块状银屑病的发病机制。

②外用药（卡泊＋卤米松）的作用：目前银屑病的外用药有维A酸类、维生素 D_3 衍生物、免疫抑制剂、糖皮质激素等，但都存在不同程度的不良反应。

卤米松是一种强效的含卤基的糖皮质激素类药物，能有效抗炎、抗表皮增生、收缩血管、抗过敏、止痒等。使用卤米松乳膏外用治疗银屑病，起效快，疗效高，但停药易复发，长期使用可出现皮肤萎缩、色素沉着、毛细血管扩张等不良反应。

卡泊三醇是维生素 D_3 衍生物，能抑制角质形成细胞增殖诱导分化，从而促进角质形成细胞的凋亡，最终促使炎症性斑块消退。卡泊三醇在银屑病外用治疗上不良反应少，但效果弱于类糖皮质激素，且起效较慢，而与糖皮质激素联合使用，不仅可以提高疗效，还能降低彼此的不良反应。

两种药物联合使用，采用卡泊三醇与卤米松序贯疗法，先联合应用快速控制病情；再逐渐减少激素用量至仅周末使用，以减少不良反应；第三阶段维持期单用卡泊三醇治疗，使得病情得到长期控制，防止复发。

克银膏：由生地黄、侧柏叶、夏枯草、大黄、地榆等药组成，麻油煎炸，凡士林调制而成，作用缓和持久，无刺激性；具有清热泻火、凉血解毒、润肤止痒、保护创面等作用。

③竹黄颗粒剂的作用：竹黄颗粒剂Ⅱ号由逍遥散、竹叶石膏汤、黄连解毒汤加减化裁而来，是欧阳恒教授积累治疗银屑病实践经验的基础上，结合国内外医学研究进展组方研制而成。方中取苦寒之水牛角清解营血分之毒热；石膏、竹叶清热泻火，清透气分之热，寓有"入营犹可透热转气"之意；三黄、栀子苦寒直折，清热解毒，清泄三焦之热邪；党参、麦冬益气养阴生津；三七、漏芦活血解毒，通经脉；柴胡、当归、白芍养血疏肝、调畅气机；甘草解毒和中，调和诸药。纵览全方，气血同治，以清热解毒为主，配以益气养阴生津、透热转气、活血通脉和疏肝解郁，切合银屑病血热、肝郁、毒瘀、血燥、虚实夹杂之病机。

实验研究表明，竹黄颗粒Ⅱ号可提高银屑病患者皮损部位 PACAP 表达水平，进而促进表皮中 cAMP 上调，抑制银屑病角质形成细胞的过度分化和增殖，能显著降低寻常型银屑病患者皮损中 MMP-2、TIMP-2 的表达积分及患者血清中 MMP-2、MMP-9 的水平，使银屑病患者血浆和皮损中 CGRP 的含量降低。

④中药浴的作用：中药浴治疗寻常性银屑病在古代文献早有记载，如《千金要方》《外科理例》等，中药浴是以中医的整体观念和辨证论治为指导，用中药煎汤洗浴患者的全身和局部，使药物透过皮肤、孔窍、俞穴等部位直接吸收，进入经脉血络，输布全身，以发挥其作用。药浴方中丹参、当归、赤芍养血活血；地肤子、白鲜皮、蛇床子、苦参祛风除湿止痒。诸药合用，具有养血活血、清热凉血、祛风止痒功效。药浴时皮肤受热后血管扩张，中药透过皮肤等部位直接吸收进入经脉血络，输布全身，作用于皮损，发挥其功能。

⑤紫外线的作用：窄谱中波紫外线（NB-UVB）照射治疗可以抑制朗格汉斯细胞，导致角质形成细胞凋亡及抑制角蛋白的异常表达等。NB-UVB 不用服光敏剂，其穿透性较传统的宽谱中波紫外线（BB-UVB）更强，其疗效显著，具有方便、安全、单一性强、不良反应少等特点，目前该疗法已逐渐取代 BB-UVB、长波紫外线。

中药浴联合 NB-UVB：NB-UVB 穿透力较 UVA 差，而中药方中丹参、当归、赤芍可活血化瘀，改善皮损局部微循环，达到软化、清除银屑病皮损的作用，可以弥补 NB-UVB 的这一缺点。紫外线治疗常出现皮肤干燥、瘙痒，方中当归、地肤子、蛇床子等中药具有养血润肤止痒作用，降低了 NB-UVB 的不良反应。两者联合可减少 NB-UVB 照射总剂量，缩短疗程，降低了不良反应的发生率。故可明显提高和改善银屑病患者生活质量。

⑤308nm 准分子激光的作用：其波长属于中波紫外线（UVB）范围，能诱

导 T 细胞凋亡，减少角质形成细胞增殖，还可影响角质形成细胞的周期，从而影响角质形成细胞所分泌的 IL-1、TNF-γ 和其他细胞因子；能明显降低皮损处细胞因子表达量，抑制朗格汉斯细胞抗原递呈的作用。308nm 准分子激光单一性强，操作方便，通过光斑治疗，能在靶皮损处达到较高的能量而不累及正常皮肤，适用于斑块状银屑病这样局灶性的皮损。

【操作步骤】

①口服中药：以活血祛瘀汤加减化裁，组成：当归 12g，鸡血藤 30g，三棱 15g，莪术 15g，陈皮 3g，丹参 15g，茜草 15g，凌霄花 15g，土茯苓 20g，白花蛇舌草 30g，漏芦 15g，白鲜皮 15g，石膏 15g，竹叶 15g，甘草 6g。水煎服，每日 1 剂，早晚分服；

②外用药（卡泊三醇 + 卤米松）：治疗主要分为三个阶段：第一阶段（2周），每日早晨予卤米松软膏适量外涂皮损处 1 次，晚间使用卡泊三醇软膏适量外涂 1 次；第二阶段（2 周）：周一至周五外用卡泊三醇软膏适量 2 次 / 日，周六、周日使用卤米松软膏适量外涂 2 次 / 日；第三阶段（2 周）：每日使用卡泊三醇软膏适量外用 2 次 / 日。共 6 周。

克银膏：外涂克银膏（由湖南中医药大学第二附属医院药剂科提供，30g/盒），用压舌板取药外搽患处，3 次 / 日；共 6 周。

③口服竹黄颗粒剂：口服竹黄颗粒剂Ⅱ号（由柴胡、白芍、黄连、黄芩、黄柏、栀子、竹叶、石膏、麦冬、漏芦等组成，湖南中医药大学第二附属医院药剂科提供），10g/ 包，1 包 / 次，3 次 / 日。

④中药浴：药浴组方为：丹参、当归、赤芍、地肤子、蛇床子、白鲜皮、苦参各 30g，先浸泡 20 分钟，煎汤 2L 加水 1500ml 小火煎 30 分钟，过滤弃药渣，将煎好的药汤趁热倒入浴具内，待药液温度降到 40℃左右时，嘱患者坐于浴具内，药液泡洗患处 20~30 分钟。（妇女月经和妊娠期、高血压患、内痔出血者等不宜使用坐浴）

⑤紫外线：中药浴后照射 NB-UVB，每周 3 次，4 周一疗程。

⑥308nm 准分子激光治疗：治疗前在正常皮肤测得最小红斑量（MED），初始剂量为 3 倍的 MED，首次治疗后的能量调整按以下原则进行：治疗后红斑持续 24~48 小时，维持原有剂量进行下一次治疗；红斑持续＜24 小时，治疗能量提高 50mJ；红斑持续 48~60 小时，治疗能量需降低 50mJ；红斑持续 60~72 小时或出现水疱或瘙痒、灼痛等症状，治疗需延期至症状基本消退并在下一次治疗时降低 100mJ。2 次 / 周，共治疗 2 个月，观察并判断疗效及不良反应。

【技术要领】紫外线：窄谱 UVB 型机，波长为 310~315nm，峰值为 311nm。患者佩戴防护眼镜，男患者外生殖器用布套遮盖。初始剂量为 0.2~0.3J/cm²。剂量的增加依照射后的反应而定：无症状则增加 20%；清晰可见的无症状红斑则暂停 1 次治疗，下次采用相同剂量，后续治疗增加 10%；有症状的红斑或水疱超过 24 小时则暂停治疗，恢复后采用倒数第 2 次的剂量，后续治疗增加 50%；最大照射剂量为 3J/cm²；皮损消退之后维持治疗，每周照 1 次，并逐渐减量。治疗后患者需要严格避免曝光照射 12 小时，外出需穿长袖衣服，戴遮阳帽及手套，避免食用有光敏作用的蔬菜、果实及药物（如芹菜、菠菜、莴苣、苋菜、柠檬、无花果、磺胺类药、氟喹诺酮类药、利尿药等）。

【适应证】依据《中国临床皮肤病学》中银屑病的诊断标准制定：皮损浸润肥厚，形态多呈钱币状、斑块状，呈暗红色，界限清晰，上覆银白色鳞屑，鳞屑除去可见出血现象，可伴有不同程度的瘙痒。

中医辨证分型参考《新编中医皮肤病学》中有关血瘀证的辨证标准制定。皮损反复发作，皮疹多呈钱币状、斑块状，色紫暗，覆盖较厚干燥的银白色鳞屑，不易脱落。舌质黯红或紫绀或见瘀斑、瘀点，脉细涩或弦涩。

【禁忌证】

①光过敏患者及正在进行其他光疗患者。

②近 3 个月内曾接受糖皮质激素或其他免疫抑制剂治疗者。

③合并有严重心、脑、肝、肾等内脏严重器质性病变者、造血系统严重原发性疾病及恶性肿瘤者。

④妊娠期、哺乳期妇女。

【环境条件】温度适宜，避免受凉，正常光线或日光灯照射下，无菌环境。

【材料】窄谱 UVB 型机 /308nm 准分子激光治疗仪；卡泊三醇软膏；卤米软膏；中药内服、雾化及药浴汤剂；浴具等。

二、湿疹喷涂针刺外治疗法

湿疹喷雾剂 + 湿疹纳米乳膏 + 针刺（刺络拔罐）疗法。

【作用】

①湿疹喷雾剂：是由欧阳恒教授多年临床经验方改制而成，方中苦参、黄柏清热解毒、燥湿止痒；徐长卿祛风化湿、止痛止痒；地骨皮、紫草凉血清热、润肤止痒；薄荷、冰片辛凉止痒、祛风通络。诸药合用，共奏清热燥湿、润肤止痒、祛风通络的作用。

药效学试验表明，湿疹喷雾剂具有抗炎、抗菌、止痒、抗过敏等作用。现代药理研究表明，苦参煎剂、水浸剂在体外对某些常见的皮肤真菌有不同程度的抑制作用，同时具有抗变态反应、止痒的功效；黄柏中盐酸小檗碱具有抗迟发型超敏反应、抗炎、抗氧化、抗菌抑菌的作用；徐长卿含有丹皮酚等成分，具有抗变态反应、抗炎症、镇静、抗氧化等作用。经过提取组方中各味中药的有效成分，加入透皮吸收剂及清凉止痛的薄荷脑，通过剂型改革，增强药物透皮吸收效率。

②湿疹纳米乳膏：其主要成分为牡丹皮、苦参、黄连、冰片、薄荷等经纳米工艺精制而成，诸药相合，共奏清热燥湿、润肤止痒、祛风通络之功。现代药理学研究表明，中药纳米乳膏在增强透皮吸收效率、减轻皮肤刺激、减少不良反应、改善制剂气味、克服颜色染色等方面取得了很大的进步。

③刺络拔罐：梅花针叩刺局部，可直达病所，使瘀积之邪宣散，从而行气血，达治病的目的。针刺通过刺激交感神经信号传递、影响基因表达等多个方面调节机体平衡，从而发挥抗炎、镇痛、调节免疫及抗损伤等作用，改善皮肤微循环、促进炎症代谢物的吸收，对免疫系统有良好调节作用。拔罐可祛湿、祛除瘀邪，湿瘀除则病症消。

【操作步骤】

①充分暴露皮损部位，用温水清洗患处后，吸干水分，进行常规消毒。

②先喷湿疹喷雾剂：距离患处 10~15cm 连续喷洒，使药液均匀分布于患处；2 次 / 日。

③ 30 分钟后再外涂湿疹纳米乳膏适量，2 次 / 日。

④每日第一次喷涂药物 3 小时后，予刺络拔罐疗法：

a. 施术者用清洁剂认真揉搓手心、指缝、手背、手指、指腹、指尖、腕部时间不少于 10~15 秒，流动水清洗。戴无菌手套。

b. 协助患者取合适的体位，暴露扣刺部位，与患者交流、沟通。

c. 检查针具：针头平齐，无钩无锈无破损。

d. 用 75% 的乙醇消毒局部皮肤，手持针柄后段，食指直伸压在针柄中段，针尖段对准扣刺部位，使用手腕之力，将针尖垂直扣刺在皮肤上，并迅速弹起，反复进行，一般皮肤出现潮红或点状出血为止。（扣刺过程中注意患者的面色、表情、皮肤颜色，询问患者有无不适，一旦发现有异常现象立即停止治疗，采取处理措施）。

e. 扣刺完毕，消毒局部皮肤，皮肤如有出血，用消毒干棉签擦拭干净，保持清洁，以防感染。

f. 之后迅速拔罐，一般用一只手持罐，另一只手拿止血钳夹住 95% 乙醇棉球，在罐中煅烧1~2周（切勿将罐口烧热，以免烫伤皮肤），迅速退火，立即将罐扣在所选部位，将棉球置小口瓶中熄灭。留罐5~10分钟，取罐后消毒。

g. 协助患者整理衣着，操作完毕后清理用物，洗手。

每日一次。持续治疗两周。

【适应证】符合湿疹诊断标准：以皮肤肥厚、粗糙、干燥、脱屑、皮纹增宽加深、色素沉着、苔藓样变为主；年龄在18~65岁之间。

【禁忌证】

①严重心脏病、高血压、糖尿病、恶性肿瘤患者；②肺结核活动期、骨结核；③有传染性疾病者；④有过敏性疾病者或对治疗发生过敏或刺激症状者；⑤晕针者、疲劳、空腹者；⑥孕妇及哺乳期妇女、年老体弱者；⑦意识不清者。

【环境条件】温度适宜，避免受凉，正常光线或日光灯照射下，无菌环境。

【材料】湿疹喷雾剂、湿疹纳米乳膏、75%乙醇、无菌纱布、治疗盘、无菌梅花针、皮肤消毒剂、无菌棉球、弯盘、小剪刀。

三、带状疱疹三联疗法

内服中药＋梅花针扣刺加拔火罐（刺络拔罐）+TDP加冷喷疗法（物理冷热疗）。

【作用】通经脉，荣气血。

①中药治以活血化瘀，行气止痛，方用活血散瘀汤随证加减，主药有桃仁、红花、鸡血藤以活血化瘀；柴胡、香附疏肝解郁；延胡索、川楝子行气止痛；当归、丹参理气养血；板蓝根、鬼箭羽清解余毒。

②刺络拔罐可通过对局部皮肤的刺激，使经络气血畅通，瘀血余毒清除。临床研究发现刺络拔罐能起到清热利湿、活血通络止痛的作用，使湿热毒邪随针刺而泄，湿热既泄则瘀血消散，经络疏通，通则不痛，疼痛自止。现代研究也表明：针刺可以提高皮肤的痛阈及耐痛阈，提高脑内5-HT含量，中枢神经系统合外周神经系统中枢神经介质部在针刺镇痛中起作用；针刺可通过细胞的"生物应答"反应产生免疫功能，从而有助于消除炎症，增加营养物质，提高细胞活化能力。

③TDP照射具有消炎、消肿、止痒、止痛、活血化瘀，调节生理机能，增强人体的自身调节机制及免疫力作用；冷热疗能降低局部的敏感性，从而可长时间解除疼痛，并且两者同时治疗，中间间隔时间短，冷热对流刺激，可加强皮肤的新陈代谢，加快受损神经的修复。

中药、梅花针叩刺后加拔火罐、冷热疗三者结合，在时间上合理安排，在结构上有机搭配，不仅能延长局部镇痛的时间，而且能巩固整体治疗的效果。

【操作步骤】

①口服中药：以活血散瘀汤加减化裁，组成：桃仁 6g，红花 3g，鸡血藤 10g，柴胡 6g，香附 10g，延胡索 10g，川楝子 15g，当归 10g，丹参 10g，板蓝根 15g，鬼箭羽 10g。水煎服，每日 1 剂，早晚分服。

②叩梅花针 8~10 分钟之后再予拔火罐，留罐 5~10 分钟，隔日 1 次。

③物理冷热疗：先予冰硼散冷喷 30 分钟后，休息 10 分钟，再予直热式半导体 TDP 照射 30 分钟，隔日 1 次，与叩针及拔罐交叉进行。

连续治疗 14 天为 1 个疗程。

注：治疗期间放松心情；避免搔抓局部皮肤，防止感染；饮食清淡，忌辛辣刺激、肥甘厚味之品。

【技术要领】

①刺络拔罐

a. 根据患者疱疹所发部位，确定受累肋间神经的定位，采取相应的体位（如俯卧位、仰卧位、侧卧位等），充分暴露皮损部位，常规皮肤消毒后，再用无菌干棉球擦干，术者戴无菌手套。

b. 取梅花针，用 75% 乙醇消毒，以右手的拇、中、环、小指握住梅花针柄，食指压住针柄，运用腕部的力量，沿疼痛部位或疱疹周围围绕弹跳式叩刺，使局部皮肤隐隐出血，形成约 3cm 皮肤充血带，叩刺后迅速视皮损面积选择合适型号的玻璃火罐，用闪火法以患处为中心，吸附于叩刺部位，留罐 10 分钟左右。

注：扣刺以患者能忍受为度，以皮肤微微发红且有细小出血点为佳，拔罐后用消毒棉球擦拭拔出的分泌物及血液。

② TDP 照射：将神灯垂直对准皮损处，距离体表 3~5cm，功率为 20W，患者皮肤感觉温热为宜，分区进行照射，每个区域照射 30 分钟，治疗中注意避开眼睛及生殖器。

【适应证】

①符合带状疱疹（后遗神经痛）诊断标准：皮损多为绿豆大小的水疱，疱壁紧张，基底色红，簇集成片，沿肋间神经呈带状分布，多为单侧，严重者皮损可呈出血性或坏疽性损害；皮损出现之前常先有局部刺痛或烧灼感，可伴发热、食欲不振、身困乏力等全身症状；自觉剧痛难忍，或皮疹消退后可后遗神经痛。以皮损消退后受累区出现疼痛或持续性疼痛 3 个月以上，可留色素沉着或瘢痕，仍有较剧烈的疼痛，综合评分 ≥ 8 分。

②年龄为 50~80 岁。

③病程超过 30 天，观察前可经治疗，但效果不理想者。

④疼痛部位在腰腹或胸背部者。

【禁忌证】

①有严重系统性疾病者，或者合并有严重心、肝、肾等内脏疾患、造血系统疾病及恶性肿瘤者；②有传染性疾病者；③有过敏性疾病者或对治疗发生过敏或刺激症状者；④有胸背腰腹等外伤者。

【环境条件】温度适宜，避免受凉，正常光线或日光灯照射下，无菌环境。

【材料】梅花针、火罐、镊子、75% 乙醇、棉球、冰硼散、TDP 神灯。

四、咽部中药气雾疗法

马齿苋 20g，野菊花 10g，夏枯草 15g，牛蒡子 15g，玄参 10g，薄荷 3g。外用，每日两次。汤药煎成水后做口咽喷雾。

【作用】本方所主证候乃温热邪气初犯肺卫。温者，火之气。其犯人体，自口鼻而入，直通于肺，所谓"温邪上受，首先犯肺""咽喉乃肺之门户"。方中牛蒡子辛平润肺，解热散结，薄荷能疏风清热，二者合用清利咽喉、消肿止痛；马齿苋性寒以清热解毒；《外科精要》有云："凡痈疽之疾，真如草寇……凡疗斯疾，不可以礼法待之，仍要便服一二紧要经效之药，把定脏腑"，因而火毒之皮肤诸疾治疗必当机立断，以绝传变后患。火毒易入营血，治当清营凉血解毒之法，野菊花、夏枯草之辈，泻火解毒又能散结消痈。火热之邪伤阴耗血，遂致阴虚，故以性味苦甘咸寒而质润的玄参滋阴养血和营，长于清热凉血，泻火解毒，并能滋养阴液，散结软坚，合野菊花既能清气分之热，又能解血分之毒，则清解热毒之力尤甚。诸药相合，防过度寒凉，驱邪不伤正，滋阴不留邪，共奏疏风透表、清热解毒之功。

呼吸道感染与本方所主疾病密切相关。杨教授指出在询问病史时应注意询问患者咽喉部情况，进行检查时应注意观察患者咽部及扁桃体情况，帮助诊断及治疗。若患者咽部疼痛，吞咽不适感，查体可见咽部充血、扁桃体肥大或伴见脓点，则提示咽部感染，临床加用牛蒡子、野菊花、金银花、连翘、蒲公英、薄荷等清利咽喉，也可用中药雾化治疗，疗效甚佳。临床上根据皮损证型辨证处方，煎熬中药进行雾化，雾化时中药药物直接到达病所（咽部及扁桃体），使其充血逐渐减轻，缩小肿大的扁桃体，使症状明显缓解或消失，从而减少呼吸道疾病的发作率，有效降低火热类皮肤病的复发，缩短病程。

中药药液细微颗粒直接、均匀地分布于局部呼吸道黏膜，减少油类有效成分挥发，避免肝脏的首过效应，弥补静脉、口服、灌肠等给药途径到达病所时低浓度的不足。且治疗方便，容易操作，经济成本也较低，患者较容易接受。

【操作步骤】中药雾化：治疗前准备和连接好雾化吸入设备，检查其是否完好，是否漏水。在所有设备和物品准备齐全后与患者进行积极沟通和介绍。方选杨教授经验方加减化裁，组成：马齿苋 20g，野菊花 10g，夏枯草 15g，牛蒡子 15g，玄参 10g，薄荷 3g，甘草 3g。煎汤过滤，待冷却后冰箱保存，用时取20ml 放入超声雾化器内，患者取头高脚低体位后接通电源，预热吸入，吸气时将口和嘴都放入，并闭合唇部。

每次 10~20 分钟，2 次 / 日，7 天为 1 个疗程，治疗 2 个疗程。

【技术要领】

在治疗过程中嘱咐患者切莫高声讲话，注意保护声带，让声带充分休息。饮食清淡，忌食辛辣、生冷等刺激性食物，并适度饮水，戒掉吸烟酗酒等不良生活习惯。患者所在环境的温度和湿度要均衡，做好心理疏导，尽可能满足患者的心理和生理需要，让患者得到有效治疗和优质护理，对患者的治疗预后非常有利。

【适应证】银屑病、特应性皮炎、风热型急性荨麻疹、变应性接触性皮炎、女性颜面再发性皮炎、激素依赖性皮炎、过敏性紫癜、玫瑰糠疹等。

【材料】中药雾化汤剂、雾化机或口炎喷雾器。

第六章

流派优势病种诊治经验

第一节　银屑病

（一）疾病认识

银屑病是临床最常见的慢性炎症性红斑鳞屑性皮肤病之一，其发病原因不明，机制不清。临床以红色丘疹或斑块覆有多层银白色鳞屑的皮损为特征，皮肤损害可泛发全身，并累及皮肤附属器和黏膜，少数患者发生脓疱和红皮病，严重银屑病中发生关节炎的比例较高。病程慢性，易于复发，常常罹患终生。中医称之为"白疕"，俗称银屑病，其治疗方法较多，目前尚无特效药物，西医多以缓解症状为主，停药后易于复发，中医药在治疗本病上积累了丰富的经验

（二）辨证思路

中医认为本病有因风、湿、热、火毒之邪侵袭肌肤，致营卫不和，气血不调，郁于肌肤而发者；或饮食不节，脾胃失和，酿生湿热，内外合邪，内不得利导，外不得宣泻，湿毒阻于肌肤而发者；或因七情内伤，气机壅滞，郁久化火，火毒蕴伏于营血，窜流肌肤而成者；或因正气亏虚，复感受风寒湿邪，日久入络成瘀，阻于筋骨肌肤而成者；或素体不足或病久暗耗，致气血亏虚，化燥生风，肌肤失养而成者；或病程日久，气血运行不畅，经络阻隔，气滞成血瘀，肌肤失养而发者。总由外邪内侵，内外相应，致"热、瘀、虚"而发病。

（三）治疗方案

银屑病分为六种基本证型：血热证、血瘀证、血燥证、脓毒蕴蒸证、火毒炽盛证、风湿寒痹证。

（1）血热证

治法：清热解毒，凉血活血。

处方：银屑 1 号方。

水牛角 30g	土茯苓 30g	生地黄 15g	牡丹皮 10g
赤芍 10g	鸡冠花 6g	白芍 10g	怀山药 15g
甘草 6g			

加减：瘙痒剧烈者，酌加荆芥 10g，白鲜皮 15g，刺蒺藜 10g，地肤子 10g等；皮温高者，酌加茜草 10g，凌霄花 6g 等；鳞屑多者酌加白鲜皮 15g，地骨皮 10g，麦冬 12g 等；点滴状酌加金银花 20g，牛蒡子 10g，薄荷 3g 等；头皮

部位甚者酌加桑白皮 10g，黄芩 10g，桑叶 6g 等；下肢甚者酌加川牛膝、红藤、桃仁、黄柏等。

（2）血瘀证

治法：活血理气，化瘀解毒。

处方：银屑 2 号方。

桃仁 8g	红花 3g	鸡血藤 15g	当归 10g
柴胡 6g	川芎 10g	丹参 10g	鬼箭羽 15g
白花蛇舌草 15g			

加减：厚斑块型酌加三棱、莪术；鳞屑厚者酌加生地黄、麦冬、重楼；瘙痒剧烈者酌加白鲜皮、苦参、蒺藜子等；皮肤干燥甚者酌加麦冬、天花粉；下肢甚者酌加川牛膝、红藤等。

（3）血燥证

治法：养血解毒，滋阴润燥。

处方：银屑 3 号方。

当归 15g	生地黄 15g	熟地黄 15g	赤芍 10g
白芍 10g	麦冬 15g	玄参 15g	土茯苓 30g
川芎 10g	丹参 10g	鸡血藤 15g	

加减：瘙痒剧烈者酌加白鲜皮、蒺藜子、皂角刺等。

（4）脓毒蕴蒸证

治法：清热凉血，解毒除湿。

处方：银屑 4 号方。

水牛角（先煎）50g	板蓝根 15g	金银花 15g	生地黄 20g
白茅根 10g	牡丹皮 8g	赤芍 10g	茵陈 10g
土茯苓 30g	甘草 6g		

加减：高热者酌加羚羊角 3g，生石膏 30g，知母 15g，玄参 10g；后期脱屑较多者酌加北沙参、天花粉、玄参等。

（5）火毒炽盛证

治法：清热泻火，凉血解毒。

处方：银屑 5 号方。

水牛角先煎 30g	生地黄 15g	牡丹皮 10g	赤芍 10g
土茯苓 30g	黄连 3g	栀仁 10g	紫草 10g
甘草 6g			

加减：皮疹红肿明显，加冬瓜皮、茯苓皮；便秘者，加火麻仁；小便不利

者，加白茅根、车前子；瘙痒甚者，加白鲜皮、地肤子；后期阴虚口干者，加麦冬、石斛、天花粉。

（6）风湿寒痹证

治法：散寒除痹，通络止痛。

处方：银屑 6 号方

桂枝 10g	芍药 10g	独活 10g	羌活 10g
秦艽 12g	姜黄 10g	桑枝 6g	延胡索 15g
白芷 10g	附子 6g		

加减：发热口渴者，加生石膏、知母；关节红肿明显者，加忍冬藤、豨莶草、络石藤；关节红肿不甚，肿胀明显者，加苍术、海风藤；如有关节畸形，功能障碍者，可加桑寄生、桑枝、威灵仙、乌梢蛇、地龙以祛除风湿，活络通经。下肢重者，加木瓜、怀牛膝，肝肾不足加熟地黄、山茱萸。

（四）案例分析

李某，男，37 岁。

主诉：躯干四肢起疹脱屑，伴瘙痒 6 月余，

病史：半年前一个晚餐后，自觉身上微微作痒，当时未在意，数日后发现胸腹部起红疹粒，搔之有白屑，日渐见多，四肢、背部泛现暗红色斑块。曾于医院皮科诊治，诊断为"银屑病"，内服外用药物（具体药名不详）治疗后，症状缓解，后时有复发，时好时坏，擦用"氟氢松类软膏"可以缓解，逢冬加剧，无家族病史。

现症：躯干四肢皮损处自觉瘙痒，大便干，小便赤，舌质红、苔薄黄，脉弦数。

体格检查：T37℃，P90 次 / 分，BP 110/90mmHg。自动体位，全身浅表淋巴结未触及肿大。

专科情况：躯干四肢泛现暗红色丘疹、斑丘疹、斑块，呈点滴状或币状，大小不一，上覆银白色厚层鳞屑或灰褐色痂样物，干燥，刮屑试验（＋）。

西医诊断：寻常型银屑病。

中医诊断：白疕。

辨证：风热血热证，兼有阴耗血瘀。

治法：清热解毒益气，活血凉血养阴。

处方：方选竹叶石膏汤和黄连解毒汤加减。

竹叶 15g	石膏 15g	怀山药 15g	麦冬 15g

西洋参 10g	黄连 3g	黄芩 10g	山栀 10g
黄柏 15g	漏芦 10g	三七 3g	凌霄花 15g
槐花 10g			

7剂，水煎服，每日1剂，早晚分服。外治以自制紫地膏涂布患处，每日2~3次。

复诊：服药7剂后复诊：皮损转淡，鳞屑减少，嘱咐服上方3月余，来电告知皮损消失2个月，未复发。

（五）临证经验

患者素体不耐，血分有热，夜间餐后复感风热之邪，内外合邪，伏于营血，流于肌肤而发红疹；热入营血，化燥伤阴，肌肤失养则起银白色鳞屑；冬令之际气候干燥，与风热化燥病机相合，故逢冬加剧；化燥生风，风盛则自觉瘙痒；血热盛则炼液成瘀，阻于肌肤，故见斑块，色暗红；风为阳邪，善行数变，故泛发躯干四肢，反复发作，时好时坏；热灼津液，故见大便干，小便赤；舌质红、苔薄黄，脉弦数皆为风热血热之象。其病位在肌肤，病性属实，可与湿疮、风热疮等进行鉴别。本例病机主要为素体血分有热，复感风热之邪，内外合邪，风热血热毒邪伏于营血，阻于肌肤而发疹，病久兼有耗气伤阴。故治疗以清热解毒益气、活血凉血养阴为原则。方中黄连、竹叶、石膏清热解毒、清火除烦，直折气分之热，以防血热毒邪之蒸，为君；西洋参、怀山药、麦冬益气养阴生津，以止气耗阴伤之苦，为臣；黄芩、山栀、黄柏清理三焦之热，皆能解毒，三七、漏芦、凌霄花、槐花活血化瘀，凉血解毒，共同辅佐君臣以建功，故为佐使之药。纵观全方，其一清热解毒，着重清泄气分毒热，气分毒热得以清泄，波及营血之毒热随之得减；其二，益气养阴，着重气津、阴液的滋生和护养，既填耗损之气阴，又防攻伐之伤正；其三佐以活血化瘀、凉血解毒之品，使郁滞肌肤之热毒瘀血得去，气血得畅，邪去而正安。全方共奏清热解毒益气、活血凉血养阴之功。

（六）零金碎玉

银屑病的发病是由先天禀赋不足，腠理疏松，毒邪入侵，导致气血失衡，毒邪内蕴发于肌表；阳气闭郁蕴而化热，热盛生风化燥化毒，阻于肌表而生；病久则气血被大量耗伤，血虚生风肌肤失养；营卫失和，气滞血瘀，以致瘀毒流连肌表而发病。本病亦与"毒"密切相关。在治疗中不仅注意"解毒"而且还需给"毒"以出路。治疗上以益气养阴，凉血解毒为主，后期阴血亏虚，肌肤失养，治以滋阴养血润燥。银屑病的临床用药可注意三个方面，一是清热解毒药物的使用，二是活血化瘀药物的使用，三是疏肝解郁药物的使用。清热解毒药物针对血热病机；活血化瘀药物如桃仁、红花、三棱、莪术等对斑块型皮损有较好的治疗作用；疏肝解郁药物如柴胡、郁金等对抑郁的患者有较好的治疗作用。银屑病是困扰全球的医学难题。中医辨证论治往往可以获得良好的疗效，以至于成为中医治疗优势病种之一。但临床治疗的目的主要是缓解症状，延缓复发时间。欧老认为银屑病的发病与"毒"密切相关，人体内外相应，形体外露皮肤的损害，就是体内"毒"外发显示的一种信息，有"毒"就要给"毒"以出路。对于银屑病患者，每以清、泻者多，补益者省，间有清补互参者当视病情而定。

（七）专病专方

1. 银屑 1 号方

处方：桃仁 8g　　　　红花 3g　　　　鸡血藤 15g　　　当归 10g

　　　　柴胡 6g　　　　川芎 10g　　　　丹参 10g　　　　鬼箭羽 15g

　　　　白花蛇舌草 15g

功效：活血理气，化瘀解毒。

主治：血瘀之寻常型银屑病。

方解：方中以强劲的破血之品桃仁、红花为主，力主活血化瘀；以甘温之当归滋阴补肝、养血调经；川芎活血行气、调畅气血，以助活血之功；柴胡疏肝理气增加川芎调畅气机作用；丹参活血化瘀；鬼箭羽苦、辛、寒，行气散瘀。鸡血藤活血化瘀，增加桃仁、红花化瘀之功；白花蛇舌草清热；全方配伍得当，使瘀血祛、新血生、气机畅，化瘀生新是该方的显著特点。

按语：杨志波教授认为本方适合血瘀之寻常型银屑病，病久气血运行不畅，经脉阻塞，气血瘀结，肌肤失养。本方功在活血理气、化瘀解毒。

2. 银屑 2 号方

处方：当归 15g　　　　生地黄 15g　　　熟地黄 15g　　　赤芍 10g

　　　　白芍 10g　　　　麦冬 15g　　　　玄参 15g　　　　土茯苓 30g

　　　　川芎 10g　　　　丹参 10g　　　　鸡血藤 15g

功效：养血解毒，滋阴润燥。

主治：血燥之寻常型银屑病。

方解：当归、熟地黄、赤芍、川芎滋阴养血润燥；生地黄、丹参、鸡血藤清热活血，麦冬、玄参滋阴；土茯苓清热凉血。全方以养血解毒为主，滋阴润燥为辅。

按语：杨志波教授认为，本方适合血燥之寻常型银屑病，耗伤营血，阴血亏虚，生风化燥，肌肤失养。本方功在养血解毒，滋阴润燥。

3. 银屑 3 号方

处方：水牛角（先煎）50g　　　　　　板蓝根 15g　　　金银花 15g

生地黄 20g　　　白茅根 10g　　　牡丹皮 8g　　　赤芍 10g

茵陈 10g　　　土茯苓 30g　　　甘草 6g

功效：清热凉血，解毒除湿。

主治：脓毒蕴蒸之脓疱型银屑病。

方解：方中苦咸寒之水牛角，凉血解毒。甘苦寒之生地黄，凉血滋阴生津，一助犀角清热凉血止血，一恢复已失之阴血；板蓝根、金银花清热解毒；白茅根清热凉血；牡丹皮、赤芍凉血活血，增加全方凉血之功；茵陈蒿清热除湿；土茯苓清热解毒；甘草调和诸药。

按语：本方适合脓毒蕴蒸之脓疱型银屑病，热毒炽盛，气血两燔，蕴蒸于肌肤。本方功在清热凉血、解毒除湿。

4. 银屑 4 号方

处方：桂枝 10g　　　芍药 10g　　　独活 10g　　　羌活 10g

秦艽 12g　　　姜黄 10g　　　桑枝 6g　　　延胡索 15g

白芷 10g　　　附子（久煎）6g

功效：散寒除痹、通络止痛。

主治：风湿寒痹之关节型银屑病。

方解：桂枝，解肌发表，散外感风寒，又用芍药，益阴敛营。桂、芍相合，一治卫强，一治营弱，合则调和营卫，是相须为用；独活、羌活，辛、苦、微温，祛风胜湿；散寒止痛。用于风寒湿痹；秦艽辛、苦，微寒，主寒热邪气，寒湿风痹，肢节痛、下水、利小便；姜黄行气止痛；桑枝祛风湿，利关节，行水气；延胡索能行血中气滞，气中血滞，故专治一身上下诸痛；白芷取其祛风湿之功。

按语：本方适合风湿寒痹之关节型银屑病，本证多寒邪流窜关节，闭阻经络所致。本方功在散寒除痹、通络止痛。

（八）问诊路径

皮损颜色及部位→病变部位→起始时间及进展→发作频率时间进行过何种治疗，效果如何→实验室一般检查及免疫学检查结果。

第二节　白癜风

（一）疾病认识

白癜风，是一种常见的后天性色素脱失性皮肤黏膜病，其表现为皮肤、黏膜的黑色素细胞被破坏，皮损区的黑色素细胞明显减少或消失。其发病机制尚不完全清楚，目前多认为与遗传因素、神经精神因素、黑素细胞自毁、免疫因素、微量元素等密切相关。本病属中医"白驳风"范畴，可发于任何年龄，易诊难治。本病西医治疗常用方法有系统应用糖皮质激素、免疫调节剂，局部外用激素、免疫调节剂、酊剂等，光化学疗法，外科疗法等；中医治疗白癜风采用辨证论治的方法，配合中医特色疗法，常取得不错效果。

（二）辨证思路

中医认为本病病因、病机复杂，其形成总因气血失和，瘀血阻络所致。或六淫外袭，致气机逆乱，气血失和，卫外不固，风邪袭于肌表而发；或因跌扑损伤、郁怒伤肝、久病因循失治等致气滞血瘀，脉络瘀阻，肌肤失养所致；或久病失养，损伤精血，损及肝肾，精血不能化生，以致皮毛失其所养而成。

（三）治疗方案

1. 内治法

白癜风分为 3 种基本证型：风邪外袭证、气滞血瘀证、肝肾不足证。

（1）风邪外袭证

治法：疏风活血。

处方：白癜风 1 号方。

荆芥 10g	防风 10g	浮萍 10g	蒺藜子 10g
紫草 6g	赤芍 10g	紫河车 3g	白花蛇舌草 15g

（2）气滞血瘀证

治法：活血化瘀，疏风通络。

处方：白癜风 2 号方。

当归 12g	红花 6g	桃仁 6g	紫草 6g
鸡血藤 15g	丹参 10g	白芍 10g	柴胡 6g

（3）肝肾不足证

治法：补益肝肾，养血疏风。

处方：白癜风3号方。

熟地黄 15g	沙苑子 10g	女贞子 10g	墨旱莲 10g
山茱萸 15g	桑椹 10g	枸杞子 15g	补骨脂 10g
黑芝麻 15g	黑豆 15g		

临床加减：伴瘙痒者，加蒺藜子10g，苦参12g；白斑发生于面部者，加凌霄花3g，鸡冠花3g，红花3g，白芷10g；白斑发生在上肢末端加姜黄10g，桂枝6g，桑枝6g；发生在下肢末端加牛膝10g，红藤15g，木瓜10g；泛发者加威灵仙10g；头皮部加羌活10g或川芎10g；项背部加葛根20g；腰骶部加续断10g；肢体困重、纳差、便溏者加山药15g，茯苓15g；病情变化迅速者加金银花15g，白花蛇舌草15g；失眠、情绪低落、焦虑者，加柴胡6g，合欢花3g，代代花3g。

2. 外治法

复方卡力孜然酊、复方消白酊等外涂。

（四）案例分析

案1　何某，女，45岁。

主诉：肩颈部、腕部、手指起白斑5年余，加重1个月。

病史：5年前无明显诱因左手小拇指出现一个约黄豆大小圆形的白斑，无疼痛、瘙痒等不适，未行治疗。曾于我院住院治疗，诊断为"白癜风"，予以口服中药（具体方药不详）、紫铜消白片、中药特色等相关治疗后，白斑部分消退，但病情反复，白斑时有增多。1个月前，病情加重，白斑增多，范围扩大至后颈部、腕部。其母有白癜风病史。

现症：肩颈部、腕部、手指见片状不规则的白斑，无明显自觉症状，神清，精神可，纳寐可，二便调。

体格检查：T36.2℃，P78次/分，BP 114/76mmHg。自动体位，全身浅表淋巴结未触及肿大。

专科检查：肩颈部、腕部、手指见片状不规则的白斑，表面光滑，边界清楚，白斑外缘有明显色素沉着，白斑区毛发变白。无特殊不适感。舌质暗、苔薄白，脉细。

西医诊断：白癜风。

中医诊断：白驳风。

辨证：肝肾不足证，兼有血瘀。

治法：滋补肝肾，养血活血。

处方：方选白癜风3号方加减。

女贞子 10g	墨旱莲 10g	熟地黄 15g	沙苑子 10g
山茱萸 15g	枸杞子 15g	紫河车 3g	当归 10g
鸡血藤 30g	补骨脂 10g	黑芝麻 15g	黑豆 15g
甘草 6g			

10剂，水煎服，每日1剂，早晚分服。紫铜消白片口服，以色治色，祛风活血，促进色素生成。补骨脂注射液肌内注射温肾阳。中医特色疗法梅花针叩刺促进局部色素恢复。

复诊：无新发白斑，原有白斑颜色较前加深，白斑周边见黑色素环，部分白斑间可见黑色素岛。效不更方，故守原方半月，患者服药后白斑面积减少，颜色加深。

案2 张某某，女，37岁，1983年5月4日初诊。

主诉：额部发白斑4+年，并渐行扩散。病史：患者四年前发现额面小片白色斑点，继则成片扩展，并渐渐泛发及胸背等处，尚无明显痛痒，注射过补骨脂素3个月。

专科检查：头、面、颈项、胸背上肢出现淡白色斑，分别约3×2cm或4×3cm大小不一，部分边界欠清。舌质淡、薄白苔，脉细缓。

西医诊断：白癜风。

中医诊断：白驳风。

辨证：气血不和，肝肾不足。

治法：调和气血，滋益肝肾。

处方：自拟紫铜消白方。

铜绿 0.1g	紫丹参 15g	紫草 10g	紫背浮萍 15g
紫苏 10g	紫河车 15g	核桃 15g	红花 10g
郁金 10g	鸡血藤 25g	豨莶草 15	

配合食疗法：黑豆子30g，黑芝麻30g，核桃30g，黑枣10枚，路路通7个。先将路路通洗涤，煎水滤液，再将其他纳入滤液中共煮熟烂，适加冰糖或胡椒调味，备用每天一料，30天1个疗程。

1983年5月17日二诊，药完无反应，继续原方煎服。

1983年5月29日三诊，额面近发际缘白斑见3~5处芝麻片样色素沉着之皮岛，部分白斑边缘色素增深，守方10剂交药剂科，研末水泛为丸，每服10g，每日 2 次。1983 年 7 月 9 日四诊，额面白斑基本消失，胸、背部白斑淡化，守方不变，服至 3 个月。1994 年追访，白斑已全部消失，无复发。

（五）临证经验

中年女性患者，肝肾俱亏，加之久病失养，损精耗血，累及肝肾，肝肾亏虚，精血不能化生，以致皮毛失其所养而发病，故见白斑。"久病必瘀"，故见舌质暗。舌质暗、苔薄白、脉细，皆属肝肾不足证，兼有血瘀之象。其病位肌肤，属于虚证。故治疗以滋补肝肾，养血活血为原则。方中女贞子、墨旱莲补益肝肾，共为君药；沙苑子、紫河车、熟地黄、山茱萸、枸杞子、补骨脂加强补益肝肾之功，共为臣药，现代药理研究证实补骨脂有增色作用；"久病必瘀"，加当归、鸡血藤养血活血，结合"以色治色"理论，加用黑芝麻、黑豆，共为佐药；甘草调药和中，为使药。纵观全方，其一，重用滋补肝肾之品，以补肝肾之亏；其二，佐以养血活血之药，使瘀得化；其三，结合现代药理研究及"以色治色"理论用药。全方合用，共奏滋补肝肾、养血活血之功。

（六）零金碎玉

本病应"三分病，七分养"，在临床应重视心理调摄，情志因素起了重要的作用，因此，对病人提出了"五心"的要求——决心、信心、恒心、耐心、关心，即要有治疗的决心，有治愈的信心，有较长时间用药的恒心，有等待病情好转的耐心，再加上家人的关心。五心齐备，排除患者心理上的阴影，解除患者思想上的负担，有利于疾病的治疗。配合饮食调摄。"食能排邪而安脏腑，悦情爽志以资气血"。平时宜多吃"黑色食品"，如黑豆、黑米、黑芝麻、核桃肉等；用路路通为引药，祛风通络、通行十二经，引诸药直达病所。

（七）专病专方

1. 白驳风 1 号方

处方：荆芥 10g　　　防风 10g　　　浮萍 10g　　　蒺藜子 10g
　　　紫草 6g　　　　赤芍 10g　　　紫河车 3g　　　白花蛇舌草 15g

功效：疏风活血。

主治：风邪外袭之白驳风。

方解：本方取荆芥味辛性温，善去血中之风。味辛、甘，性微温防风，疏风解表，此为"风药之润剂"。能发表祛风，胜湿，长于祛一切风，二药相伍，疏风以止痒。刺蒺藜辛苦温，祛风"治诸风病疬""身体风痒"增强全方祛风止痒之功，赤芍活血，体现"血行风自灭"理论。浮萍性寒，味辛，功能发汗透疹、清热利水；紫草性寒，味甘、咸，凉血，活血；紫河车性味甘、咸、温，入肺、心、肾经，有补肾益精，益气养血之功，三味药中医理论体现"取象比类""以色治色"理论，用紫色、暗紫色、黑色药物来治疗色素脱失性疾病，"以黑反白"。白花蛇舌草味苦、淡，性寒，主要功效是清热解毒、消痛散结、利尿除湿。但在此方则取其调节"后天之本"之功，纵览全方，层次分明，相得益彰。

按语：本方适用于风邪外袭之白驳风，其发病机制与"风""血"有关。本方功在疏风活血。湖南省名老专家欧阳恒教授就根据中医理论"取象比类"法提出了自己的中医皮肤科直观论治法"以色治色"，杨志波教授传承了此思想理论，得出了此经验方。

2. 白驳风 2 号方

处方：当归 12g   红花 6g   桃仁 6g   紫草 6g
　　　鸡血藤 15g   丹参 10g   赤芍 10g   柴胡 6g

功效：活血化瘀，疏风通络。

主治：气滞血瘀之白驳风。

方解：本方选用苦、甘，温，归肝、肾经鸡血藤活血，通络，当归养血活血，以强劲的破血之品桃仁、红花对药，力主活血化瘀以祛瘀为核心，辅以养血、行气。芍药养血和营，以增补血之力；紫草性寒，味甘、咸，凉血，活血；丹参，又名紫丹参，与紫草配伍体现了"取象比类"中医理论，柴胡性微寒、味苦、辛、归肝经、胆经，具疏肝利胆、疏气解郁之功效。全方配伍得当，使瘀血祛、新血生、气机畅，化瘀生新是该方的显著特点。

按语：本方适用于气滞血瘀之白驳风。本方功在活血化瘀，疏风通络。

3. 白驳风 3 号方

处方：熟地黄 15g   沙苑子 10g   女贞子 10g   墨旱莲 10g
　　　山茱萸 15g   桑椹 10g   枸杞子 15g   补骨脂 10g
　　　黑芝麻 15g   黑豆 15g

功效：补益肝肾，养血疏风。

主治：肝肾不足之白驳风。

方解：方选甘，微温，归肝、肾经的熟地黄补血养阴，填精益髓，本品质润入肾，善滋补肾阴，填精益髓，为补肾阴之要药。古人谓之"大补五脏真阴"，"大补真水"；沙苑子性味性温，味甘温补肝肾；女贞子甘、苦、凉，归肝、肾经，补益肝肾；墨旱莲甘、酸、寒，归肾、肝经，滋补肝肾，凉血止血；桑椹甘、酸、寒，滋阴养血，生津，润肠；枸杞子味甘，性平，养肝，滋肾，润肺。方中黑芝麻、黑豆、补骨脂体现了"取象比类""以色治色"中医理论，用紫色、暗紫色、黑色药物来治疗色素脱失性疾病，"以黑反其白"。

按语：本方适用于肝肾不足之白驳风，功在补益肝肾，养血疏风。

（八）问诊路径

病变部位、起始时间及进展→进行过何种治疗，效果如何→是否有家族病史→与相似疾病的鉴别→实验室一般检查及免疫学检查结果。

第三节　硬皮病

（一）疾病认识

硬皮病是一种结缔组织疾病，以皮肤局部或广泛变硬和内脏胶原纤维进行性硬化为特征，本病可仅累积皮肤，也可同时累及皮肤和内脏，分为局限性硬皮病和系统性硬皮病两种类型，本次讨论的是局限性硬皮病，20~50岁中青年多发，女性多于男性。其发病机制的核心为各种病理途径激活了成纤维细胞，从而合成过多胶原，导致皮肤和内脏器官的纤维化。

中医无硬皮病病名，根据其临床症状及病情过程，属"皮痹""脉痹""痹病"范畴。如果累及内脏器官，则属"心痹""肾痹""肺痹"等，以皮肤初期浮肿，中期硬化，后期萎缩为主要特征。《黄帝内经》有"皮痹"的记载，《素问·痹论篇》说："夫痹之为病，不痛何也……痹在于骨则重，在于脉则血凝而不流，在于筋则屈不伸，在于肉则不仁，在于皮则寒，故具此五者则不痛也"，提出了本病皮毛寒冷而不痛的症状。关于皮痹的病因病机及转归，《素问·痹论篇》曰："痹或痛，或不痛，或不仁……其痛不仁者，病久入深，营卫之行涩，经络时疏，故不通；皮肤不营故不仁"，指出了痹之于皮，由邪（外邪或阴寒之邪）搏于皮肤，痹阻不通，营卫行涩，血凝为患。而对于本病的转归，《素问·痹论篇》又曰："五脏皆有合，病久而不去者，内舍于其合也。故……痹不已复感于邪，内舍于肺。所谓痹者，各以其时重感于风寒湿之气也，痹入脏者死"，说明本病病久可影响脏腑，甚至造成死亡。因此对于皮痹患者，临床上应及时控制病势，延缓发病间隔，减少发病次数，以达到控制疾病的目的。

杨志波教授认为本病与肺脾肾三脏关系最为密切，肺主皮毛，《灵枢·决气》曰："上焦开发，宣五谷味，熏肤，充身，泽毛，若雾露之溉"。肺气虚衰，不能输送精津于皮毛，不能发挥其温养和润泽作用，从而导致肌表不固，皮肤枯槁。脾主肌肉四肢，为"后天之本，气血化生之源"，人体脏腑肌肉、四肢百骸皆赖脾运化气血得以濡养，脾气健运则水谷得化，气血生化有源，脾阳得以温煦肌肉四肢及皮毛，故肌肉丰满，肌肤润泽；若脾失健运，则气血亏虚无以润养肌肤，皮肤枯槁，板硬如革。肾为先天之本，一身阴阳之根，具有温煦机体、濡养脏腑和助肺气、营养皮毛的作用。硬皮病初期累及肺与脾，后期肾阳虚衰，失于温煦。脾肾阳虚则寒凝，寒凝则气血不通，血液不能达于四肢及皮肤，故皮肤失荣，逐渐出现皮肤发紧发硬。

总之，硬皮病的发病是由于气血不足，营卫失和，外邪侵袭阻于皮肤肌肉之间，以致营血不和，经络痹塞不通而成。其病机可概括为寒凝肌腠，气血瘀滞，脾肾阳虚，久则耗伤气血，脏腑失调。

（二）辨证思路

《景岳全书》言："痹者，闭也，以血气为邪所闭，不得通行而病也。"皮痹由于脾肾阳虚，导致脏腑不和，营卫不固，腠理不密，风寒湿之邪乘虚内袭，正气为邪所阻，不能化寒燥湿，寒湿留滞，气血凝涩，经络阻隔，闭塞不通而成。其发病与风寒湿邪乘虚内袭有着重要相关性，其病机与肺脾肾有着重要的关系，故治疗上应根据临床辨证分型，以调和营卫，祛风除湿，温经散寒，活血逐瘀为总则，辅以培土生金，温肾壮阳之法。

（三）治疗方案

1.内治法

（1）风寒湿阻型

症状：四肢或前胸等处皮肤出现片状或条状皮损，摸之硬如软骨，伴有蜡样光泽，肌表少汗，毛发脱落，肢端皮肤青紫，口唇色素沉着，畏寒、畏风，伴有关节疼痛，可见舌质淡红、苔薄白，脉浮紧。

辨证：风寒湿阻，营卫不和。

治法：调和营卫，祛风除湿，温经散寒。

处方：蠲痹汤加减。

羌活 15g	桂枝 10g	防风 10g	姜黄 10g
白芍 10g	当归 10g	威灵仙 10g	大枣 4 枚
炙甘草 15g	生姜 5 片		

加减：畏寒、畏风明显者，加紫苏、细辛；关节疼痛明显，沉重僵硬难动，伴畏寒者，加秦艽、五加皮。

按语：此型多见于硬皮病早期，患者起居失常，致营卫失和，腠理不固，加之不慎感受风寒湿邪，邪气凝聚肤腠，阻滞经络，引发上述诸症。故治疗应以调和营卫，祛风除湿，温经散寒为大法，方中羌活、威灵仙祛风湿、散寒通络；防风祛风解表，胜湿止痛；当归味甘辛温，活血补血，散寒止痛；姜黄辛温走散，活血行气，通经止痛；桂枝祛风散寒，温阳通络，配白芍与生姜、甘草为桂枝汤组成，有调和营卫之功效。

（2）肺脾两虚型

症状：周身皮肤痹硬，或者皮肤干结、萎缩，毛发不泽，伴有面色萎黄，倦怠乏力，纳食不振，进食困难，胃脘满闷，腹胀便溏，或见咳痰、气促。舌质淡红、苔白，脉濡弱。

辨证：肺气不足，脾虚湿阻。

治法：补肺扶脾，培土生金。

处方：参苓白术散加减。

人参 15g	白术 15g	山药 15g	茯苓 15g
薏苡仁 25g	砂仁 5g	桔梗 10g	艾叶 10g
炙甘草 10g	陈皮 6g	麻黄 6g	

加减：气短、咽干者加蛤蚧、紫河车；畏寒，四肢不温，纳差，便溏者加白豆蔻、黄芪。

按语：此型多见硬皮病萎缩期，患者素体不足，或久病耗伤脾肺之气，导致肺气不宣，脾阳不足，痰浊内生，阻于皮肤脉络，筋脉皮肤失养，则发为本病。本证为因虚致实，湿邪为病，不仅侵及肌表，还能侵及脏腑，最终导致气血不足、气机阻滞，故而治疗上应健脾化湿，培土生金。方中人参、白术、茯苓益气健脾渗湿为君，配伍山药、莲子肉助君药以健脾益气，兼能止泻；白扁豆、薏苡仁助白术、茯苓以健脾渗湿，均为臣药；更用砂仁醒脾和胃，行气化滞，是为佐药；桔梗宣肺利气，通调水道，又能载药上行，培土生金；炙甘草健脾和中，调和诸药，共为佐使。综观全方，补中气，渗湿浊，行气滞，使脾气健运，湿邪得去，则诸症自除。

（3）肾阳不足型

症状：晨起握拳受限，皮肤硬肿，按之无痕，手足青紫，四肢厥冷，常自感全身疲倦乏力，畏寒。有的患者还常出现胸满气急、恶心呕吐、腹痛腹泻；舌质淡而胖嫩，或边有齿痕，脉沉紧或沉迟；女性常有经血不调。

辨证：肾阳不足，失于温煦。

治法：温肾壮阳。

处方：金匮肾气丸合右归丸加减。

熟附子 10g	肉桂（焗服）2g	熟地黄 20g	山药 15g
茯苓 15g	山茱萸 10g	泽泻 12g	牡丹皮 10g
鹿角胶（烊化）10g			

加减：大便溏泻或五更泄者加干姜、人参，肾阳虚甚者加杜仲、巴戟天。

按语：此型多见于硬皮病水肿期，患者素体肾阳不足，气血双亏，寒邪外袭，凝聚肤腠，阻滞经络，皮肤变硬，日久导致脾肾阳虚而引发上述诸症。本证为因虚致实，虚实夹杂，治疗应以温为主，以通为辅，以温煦肾阳，散寒通滞为法。方中附子、肉桂大辛大热，补火助阳，散寒止痛，肉桂亦可温经通络，熟地黄滋阴补肾，配伍山茱萸、山药补肝脾益精血，有"阴中求阳""少火生气"之意，茯苓、泽泻利水渗湿，牡丹皮苦辛而寒，擅入血分，可调血分之滞，鹿角胶为血肉有情之品，性味甘平，补肾阳生精血，协助熟地黄生精补血，并配合肉桂、炮姜温阳散寒而通血脉。

（4）寒凝阻络型

症状：四肢皮肤发硬，麻木不仁，肢端色紫，伴有肤色晦暗，口唇色沉，遇寒尤重；舌质瘀斑或紫暗、苔薄白，脉细涩。

辨证：寒凝经络，气血不通。

治法：温阳散寒，活血逐瘀。

处方：黄芪桂枝五物汤合桃红四物汤加减。

黄芪 30g	当归 15g	芍药 10g	桂枝 10g
鹿角胶（蒸兑）10g		桃仁 10g	红花 6g
熟地黄 15g	大枣 4 枚	炙甘草 10g	

加减：面色㿠白，畏寒肢冷者加黄精、鸡血藤，自汗，动则汗出者加人参，皮损紫黯者加牡丹皮、赤芍，肢端麻木紫冷者加熟附子、制南星。

按语：此型多见于硬皮病硬化期或萎缩期。患者因营卫两虚，卫外失固，风寒湿邪乘虚而入肌肤腠理脉络之间，以致气血痹滞，痰瘀胶着，导致局部皮肤肌表失养，肌肤顽硬甲错，治疗应以温阳散寒，活血逐瘀为主要疗法。方中重用黄芪益气托邪，桂枝温阳通阳，芍药除痹止痛，生姜大枣调和营卫，共成温阳行痹之功，桃仁、红花活血祛瘀，熟地黄滋阴养血，当归活血补血，散寒止痛，鹿角胶补肾阳生精血，协助熟地黄生精补血，并配合桂枝温阳散寒而通血脉。

2. 外治法

（1）中药热敷熏蒸：可采用中药热敷熏蒸以达到温阳散寒、活血通络的目的。可选用桃仁、红花、羌活、独活等祛风、活血通络的中药，熬成药汁，将熬好的药汁倒进盆中，先对患处进行熏蒸，待药汁稍凉后，用纱布或毛巾蘸取药汁擦洗患处，一日2次。

（2）针灸：针灸可温补阳气、祛除寒气，配合艾灸温热患处，可增强温阳散寒。结合局部取穴和辨证取穴，先在患处进行围刺，再辨证选择相关穴位，进行针刺治疗，配合艾灸增强温阳效果。

（3）梅花针：以梅花针围刺硬化皮肤，形成箍围之势，以达到活血通络，软坚散结之功。

（四）案例分析

张某，女，33岁。

主诉：背部皮肤发硬伴瘙痒10年余，加重1周。

病史：患者诉10年前，不明原因婚后未育而于医院检查，发现背部皮肤变硬，伴轻度瘙痒，于外院诊断为"硬皮病"。后多次于我院门诊用中药治疗（具体不详），症状有所缓解。近一周来，患者瘙痒不适加重，为求进一步中西医诊治遂来我科就诊。既往有"脂肪肝"病史20余年，否认"冠心病""糖尿病"病史。否认"肝炎、伤寒"等传染病病史。否认外伤、输血及中毒史，否认药物及食物过敏史，预防接种史不详。现症：背部见一块巴掌大发硬偏褐色皮肤，皮肤表面光滑，未见红斑丘疹，皮温正常，皮肤纹理部分消失，弹性减退，无明显触压痛。面部及四肢皮肤正常。无发热，微气促，无恶心呕吐，精神倦怠，纳食呆滞，口淡不渴，睡眠差，大便稀溏，小便正常。舌淡有齿痕、苔白，脉弦细。体格检查：四测正常，自动体位，全身浅表淋巴结未触及肿大。专科情况：背部见一块巴掌大发硬偏褐色皮肤，皮肤表面光滑，未见红斑丘疹，无鳞屑。皮温正常，皮肤纹理部分消失，弹性减退。触压未诉疼痛。面部四肢皮肤正常。

西医诊断：局限性硬皮病。

中医诊断：皮痹。

辨证：脾肾阳虚，寒湿凝滞证。

治法：补肾温阳，健脾通滞，温经散寒，活血通络。

处方：阳和汤合右归丸加减。

熟地黄15g	炮姜10g	肉桂（焗服）2g	
菟丝子15g	山萸肉10g	鹿角胶（烊化）10g	
巴戟天10g	山药15g	白芥子10g	桃仁10g
当归10g	红花10g	川芎6g	白芍10g

延胡索 10g

15 剂，水煎服，每日 1 剂，早晚分服。

外治配合卤米松软膏涂患处，每日 2~3 次。

复诊：服药 15 剂后，后背皮肤瘙痒感及紧绷感较前明显缓解，效不更方，嘱再服 15 剂，患者未来复诊，电话回访诉后背无明显紧绷及瘙痒感。

按语：本例患者为局限性硬皮病。患者禀赋不耐，脾肾阳虚，寒湿内蕴，经络阻塞，气血运行迟滞，痰湿凝聚肌肤，故出现皮肤发硬。寒则凝滞、收引，则经脉气血不畅，脉络受阻，则四末发凉，皮肤遇冷变白变紫，皮硬不仁，甚则肌肉及皮肤失养而肌瘦皮硬而薄，毛发脱落，色素沉着。舌淡有齿痕、苔白，脉弦细皆为寒湿凝聚之象。治疗宜补肾温阳，健脾通滞，温经散寒，活血通络。方中熟地黄、菟丝子、山萸肉生精补血，鹿角胶、巴戟天性味甘平，补肾阳生精血，协助熟地黄生精补血，并配合肉桂、炮姜温阳散寒而通血脉，白芥子协助姜、桂以散寒凝而化痰滞，并与熟地黄、鹿角胶互相制约，甘草调和诸药。当归、川芎、白芍益气养血，荣肤充肌，桃仁、红花、延胡索活血理气以软化皮肤，柔筋通脉。

（五）临证经验

硬皮病分局限性硬皮病和系统性硬皮病两种类型，局限性硬皮病病变仅发生于皮肤或皮下组织，无系统受累，多因素体阳虚，气血不足，卫外不固，风寒湿邪乘虚而入，阻于皮肤肌肉之间，以至营卫不和，气血凝滞，经脉阻滞。根据临床症状和疾病转化，辨证施治，局部与整体并重，辨证得当，以中药内服为主坚持疗程，可适当将汤药改丸药，缓缓图效，同时配合外治法以期达到更好的治疗效果。

系统性硬皮病是一种以皮肤变硬增厚伴有各种程度的组织纤维化和多脏器慢性炎症浸润，显著的纤维增生性血管病变及体液和细胞免疫改变为特征的全身性疾病。属于中医"痹病"范畴，《诸病源候论》云："痹者，其状肌肉顽厚，由血气虚则受风湿而成此病，日久不愈，入于经络，搏于阳经，亦变全身手足不随"。本病为慢性难治之病，要守方坚持服用药物，祛风散寒宣络法、壮阳益肾温络法与活血化瘀通络法同用，甘温荣络法与壮阳益肾温络法同用，化瘀祛痰涤络法与益气散寒通络法同用等，以复杂之证用复杂之法，力求法活机圆，药效中肯。

（六）零金碎玉

杨志波教授汲取前人深厚的理论根基及自身丰富的临床经验，基于"中医取象思维"，形成了独具中医外科皮肤科特色的"取象论治"学术思想，用于指导中医外科疾病的治疗与预防。其中一个重要法则为"以毒攻毒"，即利用药性猛烈之有毒性药物进行适当的炮制，合理配伍，用以治疗恶疾毒疮、皮肤痼疾、临床疑难病症，酌情配用一些"毒"药，时能收到良效。在治疗硬皮病时，针对其脾肾阳虚、风寒阻络、气血凝滞之证，常重用温阳行痹、和营通络之有"毒"药物，如川乌、草乌、附子、细辛、天南星、土鳖虫、全蝎、蜈蚣等。

硬皮病主要以皮肤损害为特征，故杨志波教授认为根据中医辨证，内治外治相结合，通过中医外治法的外在刺激直接作用于皮肤，再配合中药汤剂内服，外能改善局部症状，内能疏通经络，调节脏腑，以充分发挥硬皮病的中医治疗优势。外治常使用梅花针叩刺疗法、拔罐疗法、中药药浴疗法、电针疗法等以温通经脉、调和气血、祛风除湿、透达腠理、祛邪扶正。

（七）专病专方

软皮片

系统性硬皮病多因肾阳亏虚，卫外失固，外邪侵袭，阻于皮肤、肌肉之间，痹塞不通，气滞血瘀，或寒邪由络深入，内侵脏腑，气血失和而成，欧阳恒教授在辨证论治的基础上，结合硬皮病皮肤硬化特点，选用药材皮部入药，把"以皮治皮法"成功应用于系统性硬皮病的治疗并组方为软皮片。软皮片主要组成药物为桂皮、五加皮、姜皮、海桐皮、桃仁、红花、牡蛎、黄芪、当归、火麻仁等，本方以桂皮、五加皮温阳蠲痹为君药，桃仁、红花、牡蛎活血散瘀、软坚散结，以助君药逐瘀蠲痹为臣。黄芪、当归益气活血为佐药。姜皮辛凉散表，以皮走皮，火麻仁润肠通下，肺与大肠相表里，二药一表一里，合而用之，亦作为本方佐药。海桐皮入肝经血分，通行经络以直达病所，以皮走皮作本方使药。欧阳恒教授认为，姜皮性凉，与君药桂皮合用，一则药性寒热相反，互为监制，姜皮之凉可佐制桂皮之性热，以免热之太过；二则姜皮与桂皮合用，各司其职，桂皮温通以除本病之寒凝，姜皮之凉除佐制温热之药外，又寓防本病复作之意。全方以皮药领军，率诸药各司其职，共奏温阳蠲痹之功。

（八）问诊路径

病变部位、起始时间及进展→病变部位有无感觉异常，是否有雷诺现象、皮肤硬化→是否存在全身其他脏器的异常→进行过何种治疗，效果如何→是否有类似家族病史→实验室一般检查及免疫学检查结果→病理组织活检结果。

第四节　湿疹

（一）疾病认识

湿疮是一种由多因素引起的具有明显渗出倾向的炎症性、过敏性皮肤病。其临床特点为多形性皮损、对称分布、渗出倾向、自觉瘙痒、反复发作、易成慢性。一般分为急性、亚急性、慢性三期。在急性阶段以丘疱疹为主，在慢性阶段以表皮肥厚和苔藓样变为主。本病男女老幼皆可罹患，以先天禀赋不耐者为多，没有明显季节性。

（二）辨证思路

本病总因禀赋不耐，风、湿、热阻于肌肤，或日久肌肤失养所致。或因过食辛辣鱼腥动风之品，伤及脾胃，健运失职，而致湿热内生，复外感风湿热邪，内外合邪，两相搏结，浸淫肌肤而发；或因素体脾虚，湿蕴中焦，缠绵凝恋，肌肤濡养乏源，湿邪泛溢肌肤所致；或因湿热蕴久，耗血伤阴，化燥生风而致血虚风燥，肌肤失养而生。湿疮发病与心、脾、肝关系密切，急性发作期多责之于心，亚急性期多责之于脾，慢性期多责之于肝。

（三）治疗方案

治疗湿疹分为 3 种基本证型：湿热浸淫证、脾虚湿蕴证、血虚风燥证等。

（1）湿热浸淫证

多见于急性湿疹或慢性湿疹急性发作期，发病迅速，皮损潮红灼热，瘙痒无度，滋水淋漓，伴身热，心烦、口渴，大便干结，小便短赤，舌红、苔薄白或黄腻，脉滑或数。治宜清热利湿。方选龙胆泻肝汤合萆薢渗湿汤加减。常用中药有：龙胆草、黄芩、栀子、黄连、生地黄、车前草、萆薢、茯苓、猪苓、泽泻等。

（2）脾虚湿蕴证

多见于亚急性湿疹，发病较缓，皮损潮红，瘙痒，抓后糜烂渗出，可见鳞屑，伴有神疲、腹胀便溏，舌淡、苔白或腻，脉弦缓。治宜健脾利湿。方药除湿胃苓汤加减。常用中药有：白术、苍术、厚朴、陈皮、茯苓、泽泻、栀子、苦参、黄柏等。

（3）血虚风燥证

主要见于慢性湿疹，迁延日久，皮损色暗或色素沉着，剧痒，或皮损粗糙肥厚，伴口干不欲饮，纳差腹胀，舌淡、苔白，脉细弦。治宜养血润肤，方选当归饮子或四物消风散加减。常用药有：当归、白芍、川芎、黄芪、何首乌、熟地黄、生地黄、荆芥、防风、白蒺藜等。

中成药可选用：龙胆泻肝颗粒、清解片合地龙片、当归片合乌梢蛇片等。

中医外治：①急性湿疮发病初期，仅有皮肤潮红、丘疹，或少数水疱而无渗液时，外治宜清热，避免刺激，选用清热止痒的中药苦参片、黄柏、地肤子、荆芥等煎汤温洗，或10%黄柏溶液、炉甘石洗剂外搽；若水疱糜烂、渗出明显时，外治宜收敛、消炎，促进表皮恢复，可选用黄柏、生地榆、马齿苋、野菊花等煎汤，或10%黄柏溶液、三黄洗剂等外洗并湿敷，再用青黛散麻油调搽；急性湿疮后期，滋水减少时，外治宜保护皮肤，避免刺激，促进角质新生，清除残余炎症，可选用黄连软膏、青黛膏外搽。②亚急性湿疮外治以消炎、止痒、干燥、收敛为原则，选用三黄洗剂等外搽。③慢性湿疮可选用各种软膏剂、乳剂，根据皮肤肥厚程度加入不同浓度的止痒剂、角质促成和溶解剂，一般可外搽青黛膏、5%硫黄软膏等。

针刺疗法：主穴：大椎、曲池、足三里；备穴：血海、三阴交、合谷。急性者，用泻法，慢性者，用补法。

（四）案例分析

案1

孙某，女，50岁。

主诉：面部、四肢反复起疹自觉瘙痒4年，复发1周。

病史：患者于4年前由外地来长沙工作，不久四肢出现散在红斑丘疹，伴瘙痒。曾于医院诊治，给予"氯雷他定片"等抗组胺类药物口服，外涂"尤卓尔软膏"，症状明显缓解，但以后每到春夏季节，或饮食海鲜、牛、羊、狗肉后皮疹明显增多，逐渐发展至四肢、颜面、颈项等部位，瘙痒明显。一周前，因食用海虾，面部出现片状红斑、丘疹，瘙痒较剧，遂来诊。

现症：面部红肿、渗出，自觉瘙痒难忍，便结溲赤，舌质红、苔黄腻，脉滑数。

体格检查：体温37.2℃，脉搏88次/分。

专科情况：面部、耳廓红肿，散在红色斑丘疹、丘疱疹，部分丘疱疹融合成片，表面有渗出，结痂，四肢可见散在暗红色丘疹，伴抓痕血痂。

西医诊断：湿疹。

中医诊断：湿疮。

辨证：湿热浸淫，湿热并重。

治法：清泻湿热，佐解毒凉血。

处方：龙胆泻肝汤合清热利湿汤加减。

龙胆草 10g	黄芩 10g	苦参 10g	紫花地丁 10g
生地黄 15g	白鲜皮 10g	车前草 10g	泽泻 10g
牡丹皮 10g	生薏苡仁 20g	生石膏 20g	野菊花 15g
六一散 6g	生大黄 6g	茯苓 15g	甘草 5g

5剂，水煎服，每日1剂，早晚分服。中医外治法：每日内服药第3次煎液，湿敷或外洗。嘱忌用热水烫洗及肥皂等刺激物洗涤，避免搔抓，忌食辛辣、鸡、鸭、牛肉、羊肉、海鲜等发物。

复诊：5日后二诊。面部四肢红斑丘疹大半消退，渗出减少，瘙痒相对缓解，耳廓仍有少量糜烂渗出。上方加僵蚕10g，苍耳子10g，以加强祛风之力，继服药5天，外治同前。5日后再诊。面部尚有少量潮红斑，自觉紧绷感，偶有痒痛，耳廓附着较多未脱落的痂皮。患者时觉口干，舌质红干、苔薄黄，脉细数。当兼顾养胃阴，治以养阴清热凉血。

处方：白术 10g	生地黄 15g	玉竹 10g	生薏仁 10g
丹参 10g	紫草 10g	苦参 10g	沙参 10g
麦冬 10g	牡丹皮 10g	甘草 6g	

外涂甘草油。服上方7剂后，红斑完全消退，面部、耳部、四肢皮疹消失，诸症悉除。

案2

陈某，女，27岁，首诊日期：2016年4月16日。

主诉：全身反复起红疹伴瘙痒3余年，再发加重1月。

病史：3年前无明显诱因，双下肢及腰背部起红色皮疹，自觉瘙痒，于当地诊所以"疥疮"予"硫黄软膏"等外用药外涂，病情未缓解，后予"地塞米松片、盐酸左西替利嗪、中药内服"治疗，皮疹有所缓解，此后皮疹时有反复。近半年来，皮疹再发，逐渐发至全身，近1个月来病情加重，为求进一步治疗遂来我院门诊求治。

现症：躯干四肢见米粒至绿豆大小红斑、丘疹，散在抓痕，伴色素沉着，自觉瘙痒明显，夜间尤甚，精神倦怠，情绪如常，纳差，寐欠安，二便调。舌红、苔白腻，脉滑。

专科情况：躯干四肢见散在米粒至绿豆大小红斑、丘疹、结节，散在抓痕、渗出，伴色素沉着，皮肤偏干燥。

西医诊断：湿疹。

中医诊断：湿疮。

辨证：脾虚湿蕴证。

治法：健脾利湿，祛风止痒。

处方：参苓白术散加减。

党参 10g	茯苓 10g	白术 20g	萆薢 10g
薏苡仁 30g	防风 10g	黄芩 10g	苦参 12g
苍术 10g	白鲜皮 20g	甘草 6g	白芷 12g

7剂，水煎服，每日1剂，早晚分服。局部疼痛配合梅花针叩刺加拔罐，同时配合神灯治疗。

复诊：服药7剂后复诊，瘙痒明显减轻，红斑变淡，丘疹区域消退，未新发皮疹，无渗出，舌红、苔薄白，脉细滑，上方去防风、苍术，加麦冬15g，山药10g，嘱服药半月，三诊基本痊愈。

按语：《诸病源候论·浸淫疮候》中说："浸淫疮是心家有风热，发于肌肤，初生甚小，先痒后痛而成疮，汁出浸渍肌肉，浸淫渐阔，乃遍体"；在"候"中有"成疮者，由肤腠虚，风湿之气折于血气，结聚所生，多著手足间，递相对，如新生荣萸子，痛痒抓搔成疮黄汁出。浸淫生长坼裂，时瘥时剧"。在"湿疮候"又有"湿癣者亦有匡郭，如虫行浸淫赤湿痒，搔之多汁"；在"干癣候"中有"干癣，但有匡郭，皮枯索痒，搔之白屑出也"。《医宗金鉴·外科心法要诀》中说："浸淫疮此证初生如疥，瘙痒无比，蔓延不止，抓津黄水，浸淫成片。由心火脾湿受风而成"，包括今之急慢性湿疹以及某些特定部位或某些特殊的致病条件。如面部、手部、乳房、腹部、阴囊部、女阴部、肛门周围，以及手指足部等。以上案例，患者反复发病，缠绵不愈，中医四诊资料参合辨证属于脾虚湿蕴，治以健脾利湿、祛风止痒，方用参苓白术散加减。《脾胃论》曰："脾胃虚则百病生，调理中州，其首务也。"脾虚湿蕴重在调理脾胃，参苓白术散是在四君子汤基础上加山药、莲子、白扁豆、薏苡仁、砂仁、桔梗而成；诸药合用，共奏益气健脾渗湿之功，使脾气健运，湿邪得去，则诸症自除，是治疗"脾虚湿盛证，调补后天之本"的代表方剂；补脾和胃，助脾气输精于全身，以资后天气血生化之源不竭；既能渗湿止泻，使之分利有度，又有宣肺利气，通调水道之效，使之升降有度，体现了"培土生金"之意。方中党参易人参，取其补脾益气之功，白术健脾燥湿和中，茯苓淡渗健脾利湿；三者为君以达益气健脾渗湿；山药、莲子肉助君药以健脾益气，兼能止泻；白扁豆、薏苡仁助君药以健脾渗湿；砂仁醒脾和胃，行气化滞；桔梗宣肺利气，通调水道，又能载药上行，培土生金；炒甘草健脾和中，调和诸药，共为佐使。临床辨证抓住病机关键，异病同治，各类皮肤病中后期但凡出现脾虚湿蕴之证候者均可用之。各类苦燥寒凉之品有伤脾败胃之虞，方中均应考虑顾护脾胃，权衡脾虚湿蕴之转化，谨守病机，灵活变通。方药加减上，湿浊化热者，加萆薢、滑石、赤茯苓；兼夹血热者，加赤芍、牡丹皮；兼有伤阴者，加生地黄、麦冬；血虚风燥者，加当归、熟地黄、刺蒺藜；夹瘀者，加鸡血藤、丹参。

案3

周某，男，71岁，2010年8月8日初诊。

主诉：全身泛发红斑，丘疹伴剧烈瘙痒1年，加重1月。

现症：全身泛发红斑，丘疹，血疱疹，抓痕，糜烂，剧烈瘙痒，夜寐欠安，大便结，小便多，有"糖尿病史"，有"甲状腺功能亢进""前列腺病史"。

专科情况：全身泛见红斑，丘疹，血疱疹，色焮红，脓点，双肘及双下肢有部分大小不等的苔藓样皮损，部分抓痕，结节，结痂。

西医诊断：慢性湿疹急性发作。

中医诊断：湿疮。

辨证：风湿热毒蕴结证。

治法：疏风清热，燥湿止痒。

处方：全虫方合斩痒丹加减。

全蝎 6g	皂角刺 12g	刺蒺藜 15g	槐花 15g
威灵仙 15g	苦参 10g	白鲜皮 15g	黄柏 10g
乳没 10g	枳实 10g	生甘草 6g	珍珠母 30g
猪牙皂角 3g			

7剂。苦参洗剂外涂。

2011年8月15日二诊，患者诉瘙痒仍剧，夜寐不安，皮疹渐消，结痂，舌暗红、苔黄，脉结代。欧老查房，治以养阴安神，凉血活血之酸枣仁汤加减：酸枣仁15g，知母10g，川芎10g，茯神12g，枳实10g，生大黄6g，泽兰15g，地肤子15g，生地黄15g，石膏15g，威灵仙10g，赤小豆30g。7剂。外用重楼50g，白鲜皮30g，蛇床子30g，花椒15g，地肤子30g，加75%的乙醇500ml泡一周后外搽。

2011年8月22日三诊，患者瘙痒明显缓解，但夜寐不安，皮疹部分消退，余可。继续方案治疗。方药：皂角刺10g，刺蒺藜15g，天麻10g，钩藤15g，茯神 10g，石决明 15g，山栀 10g，三七 3g，杜仲 15g，益母草 15g，桑椹 15g，夜交藤 25g，条芩 10g，蛇床子 10g，大枫子 10g，重楼 10g。

2011 年 8 月 29 日四诊，患者瘙痒反复，皮疹大部分消退，但部分结节仍存，守斩痒丹。珍珠母（先煎）30g，牡蛎（先煎）30g，灵磁石（先煎）30g，代赭石（先煎）30g，蒺藜子 15g，红花 10g，昆布 15g，海藻 15g，三棱 10g，白鲜皮 15g，荆芥 10g，金银花 15g，水牛角（先煎）50g，生地黄 15g，露蜂房 10g。

案 4

谭某，女，74 岁，2011 年 5 月 10 日初诊。

主诉：全身起疹伴瘙痒反复 3 个月，再发一周。

现症：全身散在红斑、丘疹，瘙痒剧烈，尤以额颈部为甚，夜寐难安，神疲乏力，大便干结，舌质淡，舌边有齿痕，舌下瘀斑，脉弦细。

西医诊断：慢性湿疹急性发作。

中医诊断：湿疮。

辨证：脾虚湿蕴证。

治法：健脾利湿止痒。

处方：健脾除湿汤加减。

茯苓 15g	白术 10g	猪苓 10g	泽泻 10g
栀仁 10g	木通 6g	灯心草 10g	苍术 10g
陈皮 6g	厚朴 10g	甘草 6g	白鲜皮 10g
生大黄 8g			

5 剂。

2011 年 5 月 16 日二诊，患者仍瘙痒难耐，夜寐欠安，纳食正常，大便结，口苦口干，舌质淡、苔黄腻，脉弦细。

辨证：肝经郁热。

治法：清热利湿。

处方：龙胆泻肝汤加减。

龙胆草 10g	泽泻 10g	黄芩 10g	柴胡 10g
生地黄 15g	车前子 15g	木通 6g	当归 15g
党参 15g	白芷 10g	全蝎 5g	甘草 10g
僵蚕 10g			

7 剂。

案 5

潘某，女，69 岁，2011 年 4 月 12 日初诊。

主诉：面部起疹6个月，加重并泛发全身5天。

现症：患者诉6月前无明显诱因面部起疹，自觉瘙痒，曾在他科门诊诊治，内服兼外抹激素类软膏，病情好转，5天前因食鱼头火锅致病情加重，面部红肿，渗出且蔓延全身，痒甚，伴口苦口干，夜寐不安，大便结，小便短赤。

专科情况：双面颊部水肿性红斑，少量渗出，轻度糜烂，躯干，四肢泛见红斑、丘疹，间抓痕。舌质红、苔黄腻，脉滑数。

西医诊断：慢性湿疹急性发作。

中医诊断：湿疮。

辨证：湿热证。

治法：清热利湿止痒。

处方：过敏煎合龙胆泻肝汤加减。

生石膏（后下）30g	枳壳 10g	三七（冲服）3g
泽兰 10g	生地黄 15g	车前子 10g	木通 6g
甘草 10g	龙胆草 10g	栀仁 10g	黄芩 10g
柴胡 10g		

7剂。

2011年4月19日二诊，服上方7剂后，患者面部，躯干部红斑大部分消退，瘙痒稍减轻，大便秘结，2~3日未行，口干口苦，余可。查舌质红、苔黄腻，脉弦略数。结合四诊，辨证后肝胆湿热，治以清热利湿。

处方：龙胆泻肝汤合神应消风散加减。

龙胆草 10g	栀仁 10g	黄芩 10g	柴胡 10g
生地黄 15g	车前子 10g	泽泻 10g	木通 6g
甘草 10g	当归 10g	生大黄 10g	党参 10g
全蝎 5g	白芷 10g		

7剂。外用肤痔清软膏。

2011年4月26日三诊，患者诉躯干，四肢皮疹消退，面部红斑大部分消退，自觉灼热，瘙痒，口干口苦较前好转，大便调。查：舌质红、苔黄，脉弦细。结合皮疹发红，发于上部，考虑风热所致。

处方：黄连升麻汤合神应消风散加减。

白芷 10g	赤芍 10g	水牛角 30g	葛根 10g
川芎 10g	黄连 5g	甘草 6g	荆芥 6g
薄荷 5g	羌活 6g	天麻 10g	防风 10g
赤芍 10g	牡丹皮 10g		

5剂。经治疗，患者痊愈。

（五）临证经验

湿疮（湿疹）是由各种内外因素所引起，在急性阶段以丘疱疹为主，在慢性阶段以表皮肥厚和苔藓样变为主的瘙痒性皮肤病。由于湿疮常易反复发作，转变为慢性，故慢性湿疮在临床上最为多见。慢性湿疮主要表现为表皮肥厚、苔藓样变，伴色素沉着或减退、抓痕、血痂，自觉明显瘙痒。慢性湿疮是中医治疗的优势病种，外治疗法是中医治疗慢性湿疮的重要方法。

1. 慢性湿疮的病因病机

由禀赋不耐，风湿热毒之邪客于肌肤，迁延稽留所致；或饮食不节，脾失健运，水湿内停，停久化热，湿阻成瘀，湿瘀互结于肌肤所生；或情志内伤，肝郁气滞，郁久化热，血热成燥，致皮肤干燥而为；或肝肾不足，血虚阴伤，肌肤失养而成。虽病位在肌肤，但发病与禀赋、外感、气血、脾、肾、肝有关，湿瘀互结，血虚风燥，肌肤失养为其关键病机，病性多为虚实夹杂证。

2. 慢性湿疮中医外治原则

（1）对症治疗：针对不同皮损、部位采用不同的药物、非药物外治疗法。

（2）止痒为先：阻断瘙痒—搔抓—瘙痒的恶性循环。

（3）足疗程治疗。

3. 慢性湿疮中医外治方法

（1）顽固性瘙痒的外治

1）皮肤瘙痒伴肥厚、苔藓样变者，先外用湿疹喷雾剂、克痒敏醑等，再外涂湿疹软膏，或丹皮酚软膏，或除湿止痒软膏，或冰黄肤乐软膏，或蜈黛软膏，或老鹳草软膏等，配合梅花针叩击皮损，以轻度渗血为度，或刺络拔罐，少量放血。

2）皮肤瘙痒伴干燥脱屑者，直接外涂湿疹软膏，或丹皮酚软膏，或除湿止痒软膏，或冰黄肤乐软膏，或蜈黛软膏，或老鹳草软膏等；配合体针，运用补法或平补平泻法。

（2）皮损辨治

1）皮肤肥厚粗糙、苔藓样变：①轻、中度者，先外用湿疹喷雾剂、克痒敏醑等，再外涂湿疹软膏，或消炎癣湿药膏，或丹皮酚软膏，或除湿止痒软膏，或黄肤乐软膏，或蜈黛软膏，或老鹳草软膏等；②重度者，先以薄荷、黄柏、白鲜皮、苦参、大枫子、川椒、百部、牡丹皮、地肤子、地骨皮、桃仁、红花、血竭、白花蛇舌草等任选数种煎水外洗，再以药物喷、涂（药物同轻中度），涂后加热烘或涂后加封包；③非药物治疗可选用梅花针、拔罐、放血疗法、划痕疗法等。

2）干燥脱屑皲裂：①轻度者，外涂甘油、橄榄油、湿润烧伤膏等保湿剂；②中重度者，外涂湿疹软膏，或消炎癣湿药膏，或丹皮酚软膏，或除湿止痒软膏，或冰黄肤乐软膏，或蜈黛软膏，或老鹳草软膏，或肤痔清软膏，或黑豆馏油软膏等；③皲裂出血疼痛者以上述药物外涂加封包。

3）结节改变：以湿疹喷雾剂、克痒敏醑等外用，再以湿疹软膏，或消炎癣湿药膏，或丹皮酚软膏，或除湿止痒软膏，或冰黄肤乐软膏，或蜈黛软膏，或老鹳草软膏等外涂后封包；配合梅花针叩刺拔罐放血疗法、火针等。

4）色素改变：①轻度色素改变者，一般不做处理；②中、重度色素改变者，色素沉着，外涂二白药膏等；色素减退者，外用补骨脂酊，或复方卡力孜然酊等。

（3）部位辨治

1）泛发性慢性湿疮：先以薄荷、黄柏、白鲜皮、苦参、大枫子、川椒、百部、牡丹皮、地肤子、地骨皮、桃仁、红花、血竭、白花蛇舌草等任选数种煎水外洗；再以湿疹软膏，或消炎癣湿药膏，或丹皮酚软膏，或除湿止痒软膏，或冰黄肤乐软膏，或蜈黛软膏，或老鹳草软膏等外涂，并配合体针、梅花针叩刺、拔罐、截根疗法等。

2）局限性慢性湿疮：①头面及耳部，宜采用刺激性小的软膏外涂，如湿疹软膏、消炎癣湿药膏、丹皮酚软膏、肤痔清软膏、羌月乳膏等外涂；②外阴肛周，宜先采用药物熏洗、坐浴，常用中药如苦参、蛇床子、徐长卿、地肤子、石菖蒲、白鲜皮等煎水，先熏后洗，再以刺激性较小的软膏如湿疹软膏、消炎癣湿药膏、丹皮酚软膏、肤痔清软膏、羌月乳膏等外涂；③掌跖部，宜先以溻渍疗法或浸浴疗法，常用中药当归、桃仁、地骨皮、血竭、红花、生地黄、鸡血藤、苦参、伸筋草、白鲜皮等，再用剥脱制剂外涂，如土荆皮酊、湿疹软膏、硫黄软膏等；④四肢部，宜先采用薄荷、黄柏、白鲜皮、苦参、大枫子、川椒、百部、牡丹皮、地肤子、地骨皮、桃仁、红花、血竭、白花蛇舌草中药煎水外洗，再以湿疹软膏，或消炎癣湿药膏，或丹皮酚软膏，或除湿止痒软膏，或冰黄肤乐软膏，或蜈黛软膏，或老鹳草软膏，或肤痔清软膏，或黑豆馏油软膏外涂，配合封包疗法、梅花针、放血疗法、局部封闭疗法、自血疗法等；⑤乳房湿疹，宜采用湿疹软膏、消炎癣湿药膏、丹皮酚软膏、除湿止痒软膏、冰黄肤乐软膏、蜈黛软膏、老鹳草软膏等外涂。

（4）急性发作

1）轻度者，以中药枯矾、黄柏、苦参、硼砂、白鲜皮、薄荷等药煎水湿敷或皮肤康洗剂、复方黄柏洗剂等兑水湿敷。

2）中、重度者，上述药物冷湿敷或增加湿敷次数，湿敷间期外用紫草油、湿润烧伤膏等。

（5）并发症

慢性湿疮并发溃疡者，先用中药桃仁、红花、地肤子、地骨皮、地榆、千里光、马齿苋、虎杖等煎水熏蒸，再以神灯局部照射，后用消炎生肌散、红升丹、九华膏以促进创面愈合。

4. 注意事项

①应交待外用药物的用法、用量、浓度、疗程。②非药物外治需要严格按照操作规范进行。③要考虑患者的部位、性别、年龄的差异，如头面、乳房及外阴部位湿疮忌用刺激性强的外用药物，儿童及老年患者忌用刺激性强的外用药物。注意勿涂入口眼等黏膜处。④密切观察药物治疗的不良反应，及时处置。

（六）零金碎玉

本病以多形性皮疹、对称分布、有渗出倾向、瘙痒剧烈、反复发作、易成慢性为诊断要点。病因复杂，为内外因素相互作用的结果。根据病情和皮损特点，一般将本病分为急性、亚急性、慢性三类。以上案例患者素体禀赋不耐，初入他乡，水土不服，始发皮疹，后每于春夏之季，或因饮食失调，而反复罹患。总由素体不耐，饮食伤脾，健运失职，湿热内生，再加炎热多湿之气外犯，内生湿热杂合外感风湿之邪，两相搏结于肌肤而发丘疹、丘疱疹；湿热浸淫，外溢于表，故见黄水渗出；风湿热邪客于肌腠，气血失和，郁久而生湿热，故觉瘙痒；瘙痒难忍，每欲搔之而后快，故见抓痕血痂；湿热之邪正合于春夏之气，故于春夏多复发或加重；湿热灼阴，故见便结溲赤；舌质红、苔黄腻，脉滑数，皆为湿热浸淫之象。本病病位在肌肤，病性属实，中医诊断为湿疮，辨证为湿热浸淫证，需要和脾虚湿蕴证及血虚风燥证相鉴别。处方中龙胆草、黄芩、生石膏清热泻火，苦参、白鲜皮燥湿祛风止痒；茯苓、泽泻、车前草、生薏苡仁利湿健脾，给湿热之邪以出路；佐野菊花、紫花地丁清热解毒，生地黄、牡丹皮清热凉血活血，生大黄通腑泻热，六一散清暑利湿；甘草为使药，和解诸药。全方既除热泻火以清其源，又化湿利水以洁其流，以得源清流洁之功，再兼解毒凉血通腑之力，则病去抽丝，诸症可愈。

（七）专病专方

湿疮 1 号方

处方：

龙胆草 6g	栀子 10g	黄芩 10g	赤芍 10g
生地黄 20g	泽泻 10g	薏苡仁 30g	赤小豆 20g
白鲜皮 20g	防风 10g	车前子 10g	甘草 9g

功效：清热利湿。

主治：湿热浸淫之湿疮。

方解：方中龙胆草善泻肝胆之实火，并能清下焦之湿热为君，栀子苦寒泻火，黄芩清热泻火，白鲜皮、薏苡仁、赤小豆、泽泻清利湿热，使湿热从小便而解，均为臣药；肝为藏血之脏，肝经有热则易伤阴血，故佐以生地黄养血益阴；赤芍清热活血，车前子清热利湿，防风止痒，甘草调和诸药为使。配合成方，共奏泻肝胆实火、清肝经湿热之功。

按语：本方适合湿热浸淫之湿疮，功在清热利湿。适合用于由于禀赋不耐，饮食失节，或过食辛辣食物，脾胃受损，失其健运，湿热内生的患者。

2. 湿疮 2 号方

处方：

苍术 10g	厚朴 10g	陈皮 6g	泽泻 10g
赤茯苓 10g	白术 8g	防风 10g	甘草 6g
白鲜皮 15g	萆薢 10g	赤芍 10g	生地黄 10g

功效：健脾利湿。

主治：脾虚湿蕴之湿疮。

方解：苍术燥湿健脾；厚朴苦、辛、性温，理气燥湿；陈皮辛能散，温能和，其治百病，总是取其理气燥湿之功，同补药则补，同泻药则泻，同升药则升，同降药则降，在此方助苍术、厚朴理气健脾之功。泽泻、茯苓、白术、白鲜皮、萆薢一派健脾利湿之药，防风止痒，赤芍、生地黄清热活血，有补有泻，甘草调和诸药。

按语：本方适合脾虚湿蕴之湿疮，功在健脾利湿。本方适用于脾气虚弱，脾失健运，水运不化，蕴结于肌肤而发病的患者。

3. 湿疮 3 号方

处方：生地黄、当归、赤芍、荆芥、薄荷、蝉蜕、柴胡、川芎、黄芩、甘草。

功效：养血祛风。

主治：血虚风燥之湿疮。

方解：方选当归、川芎、赤芍滋阴养血；生地黄、黄芩清热凉血，避免滋补太过；荆芥、薄荷、蝉蜕祛风止痒；病久多情志不畅故加以柴胡疏肝理气，甘草调和诸药。

按语：本方适合血虚风燥之湿疮，功在养血祛风。本方适用病久耗伤阴血，血虚风燥，乃至肌肤甲错的患者。

（八）问诊路径

病变部位、起始时间及进展→进行过何种治疗，效果如何→是否有家族病史→与相似疾病的鉴别→实验室一般检查及免疫学检查结果。

第五节　荨麻疹

（一）疾病认识

中医称荨麻疹为"瘾疹"，又名风疹块、瘾疹。瘾疹是一种常见的瘙痒性过敏性皮肤病。以皮肤出现红色或苍白色风团，形如豆瓣，堆累成片，发无定处，时隐时现，瘙痒无度，骤起骤消，消退后不留任何痕迹为特征。反复发作者可转为慢性，常达数月或数年之久。

《医宗金鉴·外科心法要诀》云："此证俗名鬼饭疙瘩，由汗出受风，或露卧乘凉，风邪多中表虚之人，初起皮肤作痒，次发扁疙瘩，形如豆瓣，堆累成片"。它是属于变态反应性疾病，系过敏性疾病的代表性疾病。有每遇数月或数年而反复不愈者，系慢性荨麻疹，常困扰人生，影响人的身心身体的健康，甚至有个别累及急性喉头水肿而危及生命。急性者可治，慢性者则或为难治性疾病。

（二）辨证思路

中医认为本病多因禀赋不耐，外邪入侵，卫外不固，风热、风寒之邪客于肌表，阻于肌肤；或因饮食不节，脾失健运，湿热内生，化热动风，气滞于里，外溢于表；或因气血亏虚，卫外失固，气血不和，肌肤失养，化燥生风而发本病。此外，情志内伤、冲任不调、肝肾不足等，致营卫不和，皆可发病。其病位在肌肤，与肺、脾、肝、肾有关，其病性以风热、风寒、湿热实证为主，部分夹有气虚血亏之虚证。荨麻疹临床分为4种证型：风寒束表证、风热犯表证、胃肠湿热证、气血亏虚证等。

（三）治疗方案

（1）风寒束表证

症见风团色白或肤色，遇风寒诱发或加重，得暖则减，口不渴；舌淡、苔白，脉浮紧。治以疏风散寒止痒为主，方选桂枝汤或麻黄桂枝各半汤加减，常用药有桂枝、麻黄、芍药、苏叶、防风、荆芥等。

（2）风热犯表证

症见风团鲜红，灼热剧痒，过热诱发或加重，伴有发热、恶寒，咽喉肿痛，苔薄白或薄黄，脉浮数。治以疏风清热止痒为主，方选消风散加减，常用药有荆芥、防风、牛蒡子、薄荷、蝉蜕、金银花、生地黄、竹叶等。

（3）胃肠湿热证

发疹前后或发疹时，胃脘腹胀满疼痛，神疲纳呆，大便干结或溏稀；舌红、苔黄腻，脉滑数，治宜疏风解表，通腑泄热为主，方选防风通圣散加减，常用药有白术、山栀子、酒大黄、黄芩、茯苓、泽泻、防风、荆芥、连翘、滑石等。

（4）气血亏虚证

多见于慢性瘾疹，反复发作，迁延日久，风团色白，劳累后或夜间加剧，伴神疲乏力，面色无华，舌淡红、有齿痕、苔薄白，脉细弱，治宜补气养血润肤为主，方选八珍汤合玉屏风散加减，常用药有人参、白术、茯苓、川芎、黄芪、当归、熟地黄、白芍、炙甘草等。

中成药：乌蛇止痒丸、湿毒清胶囊、玉屏风散、清开灵注射液、鱼腥草注射液等。

中医外治：急慢性瘾疹皮疹广泛者可用中药煎液兑水外洗或药浴，每日1次；局部红肿瘙痒者，可外用三黄洗剂、炉甘石洗剂等外搽，每日3~5次。其他治疗可选用针刺疗法、放血疗法、拔罐、穴位注射、自血疗法等。

（四）案例分析

案1

张某，男，44岁。

主诉：反复起风团伴瘙痒5年，加剧1年。

病史：5年前夏天首次泛发风团，伴瘙痒，经抗过敏的药物治疗，症状缓解，后经常反复发生，风团来去无定，时隐时现，瘙痒尚能忍受，但觉疲倦。近年来，风团发生频繁，瘙痒明显加剧，夜间影响睡眠，遂来我院门诊就诊。

现症：皮疹瘙痒，睡眠不佳，自觉疲乏，口渴欲饮但不多，大便结，舌淡、苔薄白，脉弦细。

专科情况：四肢躯干见点滴状或黄豆大小水肿性红斑，色淡红或淡白，似隐似现，皮温不高，皮肤划痕症（±）。

西医诊断：慢性荨麻疹。

中医诊断：瘾疹。

辨证：气血亏虚证。

治法：补益气血，祛风剔邪。

处方：中和汤加减。

黄芪 15g	肉桂（兑）3g	党参 15g	白术 10g
炙甘草 6g	白芍 12g	川芎 10g	当归 12g
白芷 10g	桔梗 10g	藿香 6g	麦冬 15g
生姜 3 片	大枣 5g		

7 剂，水煎服，每日 1 剂，早晚分服。嘱忌食辛辣、鱼腥发物，慎避风寒、风热之邪。

复诊：7 剂后复诊：精神较前好转，"风团"时有发生，但较前明显见少，瘙痒减轻，效不更方，守前方再服 10 剂。10 剂后再诊：约 1 周前未见有风团发生，予玉屏风散善后。

按语：患者素体禀赋不耐，气血虚弱，营卫失和，肌肤失养，而发风团；气虚则卫外失固，风邪易乘虚而入，风善行数变，故见皮疹时隐时现，来去无定；血虚则易化燥生风，故觉瘙痒难忍；脾气虚弱，运化失职，精微不固，四肢失养，故常觉疲倦乏力；气血亏虚日久，生化乏源，消耗如故，势必加重虚损之象，故近年来，病势加重，病发频繁；营血不足，心阴虚损，加之血虚风燥瘙痒频作，故见失眠，睡眠不足又可加重疲乏；气虚肠道濡养不足，气虚腑气推动无力，故见大便干结；气血不足，津不上呈口舌，故见口渴但不欲多饮。舌淡、苔薄白，脉弦细皆为气血亏虚之象。本病病位在肌肤，其本在肺脾肾，病性属虚，可与风热疮进行鉴别。中医辨证为气血亏虚证，需要和风寒束表证相鉴别，后者多因受凉或吹冷风之后发病，病机主要素体气血虚弱而发风团。故治疗以补益气血，祛风剔邪为原则。方中黄芪、党参、白术益气健脾，以滋气血生化之源；当归、白芍、大枣养血活血，以补营血亏损之虚，加川芎为"气中血药"，以助补血之功；肉桂量小旨在温煦中阳，阳气升发，气血自然得充，白芷、桔梗、藿香三者合而祛在表之风邪，又可引药上行，使药达病所而功成；生姜和胃以助健脾之力，炙甘草既能益气养血，又能调和诸药。全方共奏补益气血、祛风剔邪之功，使补虚而无滋腻之碍，祛邪以绝耗散之弊，以补为主，攻补兼施。

案 2

熊某，女，25 岁。

主诉：全身皮肤起红斑风团伴瘙痒反复发作 2 年，频繁发作半月。

病史：患者 2 年前无明显诱因躯干开始起红疹伴瘙痒，搔抓后起红斑、风团，骤起骤消，时好时发，夜间好发，晨起能消退，消退后不留痕迹。近半月以来，病情加重，皮疹反复发作频繁，自觉瘙痒剧烈，难以忍受，遂来我院求治。

现症：全身散见红斑、风团，伴见抓痕，以躯干为甚，瘙痒剧烈，夜间及高温时易发，部分消退后不留痕迹。舌红、苔黄，脉弦数。

专科情况：全身散见红斑、风团，大小不等，形态各异，部分融合成片，褪后不留痕迹，伴见抓痕，皮肤划痕症（+）。

西医诊断：慢性荨麻疹急性发作。

中医诊断：瘾疹病。

辨证：风热血热证。

治法：疏风清热、凉血止痒。

处方：凉血消风散加减。

荆芥 10g	防风 10g	黄芩 10g	生地黄 15g
苦参 12g	白鲜皮 15g	赤芍 10g	泽泻 10g
山药 20g	金银花 15g	薏苡仁 25g	白花蛇舌草 15g
茯苓 15g	徐长卿 8g	甘草 5g	

15 剂，水煎服，一日 3 次，饭后服。

复诊：服药 15 剂后复诊：风团基本消退，瘙痒缓解，舌淡红、苔薄黄，脉弦细，上方去荆芥、金银花、苦参，加党参 10g，麦冬 15g，嘱服药半月而愈。

按语：本例患者系脾虚受风而发疹，风蓄而化燥，影响营血，所以治疗以清热凉血祛风，逐渐奏效，最后以养阴润燥而告愈。所采用基本方"消风散"，此方可谓冠皮肤病论治群方之首，纵观全方，荆芥、防风、牛蒡子、蝉蜕疏风；苍术、苦参、木通除湿；生石膏、知母清热；当归、生地黄、胡麻仁养血，从疏风、除湿、清热、养血四组方原则看，其治远超出湿疹、风疹之范畴，诚然抓住皮肤病"风湿热血"之基本病机，疏风以卫外，清热以安内，除湿以祛邪，养血以固本。除湿则热顺之泻而湿热得解，养血则风随其灭而瘙痒自除。其立意深远，组方考究，实为皮肤杂症辨证论治之圭臬。临床上本方常用于急慢性荨麻疹、湿疹、过敏性皮炎、药物性皮炎、神经性皮炎等属于风热或风湿所致者。本方所治之湿疹皮炎、荨麻疹等皮肤病，是由风湿或风热之邪侵袭人体，浸淫血脉，内不得疏泄，外不得透达，郁于肌肤腠理之间所致，故见皮肤瘙痒不绝、疹出色红，或抓破后津水流溢等。治宜疏风为主，佐以清热除湿之法。痒自风而来，止痒必先疏风，故以荆芥、防风、牛蒡子、蝉蜕之辛散透达，疏风散邪，使风去则痒止，共为君药。

（五）临证经验

风热郁于肌肤者，疏其风，清其热，主以消风散加减。风寒束于肌表者，又宜祛风散寒，主以荆防败毒散加解表药。脾胃虚寒，外受风邪者，健脾和胃祛风止痒，主以健脾祛风汤加减。与月经有关，属冲任失调主以二仙汤出入。一般来说是会有效的，但病有慢性反复发作者，多数不见效，且经年不愈，非常顽固，临证加减，权衡应变，不可拘泥。

（六）零金碎玉

瘾疹遇寒即发或加重者多为虚损不足的体质状态，以气虚、阳虚、特禀体质居多。在每遇到风寒刺激时，气虚易使"寒气相搏，郁于肌腠"；阳虚易滋庇阴邪，寒气积聚为巢；禀赋不耐易使机体以常为淫，因寒致敏。

故以心阳不足为发病之机，卫外不固，风寒直折为起病之因。人体卫气失于温养，腠理疏松，难以固密，则风寒之邪易中人肌腠，搏结于皮肤之间，游走于经脉之际，而致体表血络滞涩，营卫不和而发为瘾疹。

治疗上当重视温补心阳，但根据其反复发作，常年难愈等临床特点，治宜缓温徐补，少用峻温大补之品。临床以桂枝汤合玉屏风散进行化裁。桂枝汤治以温补心阳，调和营卫。王庆国教授曾提出桂枝汤可调和气血，调和脾胃，调和营卫，同时他根据对经典的思辨和多年的临床经验，认为营卫即气血，气血同于阴阳，这与《黄帝内经》之"脾为之卫"的论述相契合。

桂枝汤不仅畅温心阳，亦有调和营卫、安气血之功用，血安则风自灭，痛痒渐消。玉屏风散是固护卫气的首选方剂。柯韵伯曰："玉屏风散，以防风之善祛风，得黄芪以固表，则外有所卫，得白术以固里，则内有所据，风邪去而不复来。"此外，痒邪即出，必以消散，故治疗中宜兼用辛散宣通、息风止痒之品。阴邪驱则阳自复，防止疾病再次发作。

在经时并用的方中，也要随症加减，配比用药，放矢有度。痒甚者，佐荆芥、白蒺藜、白鲜皮，以增强祛风御风之效；热甚者，佐生地黄、当归、牡丹皮、赤芍以养血凉血定痛；湿盛者，佐苍术、苦参以燥湿止痒；寒甚者，佐麻黄、附子、肉桂以增温阳散寒之力。

（七）专病专方

本病还有三型多见：①血热瘀阻证：治宜凉血清热祛风止痒，方选五花五根汤和玉真散；②阳虚寒凝证：治宜温阳散寒、祛风止痒，方选当归四逆汤合玉真散；③卫阳不固证：治宜益气固表温阳，方选玉屏风散合阳和汤合神应消风散。杨教授曾诊一患者每于夜间 2~3 点钟发风团的女性患者，考虑深夜多至阴之时，参考舌脉象，辨证为阴寒凝滞血脉，即处以温经散寒，养血通脉，祛风止痒，予当归四逆汤合玉真散煎服，效果显著，夜睡安宁。

（八）问诊路径

病变部位、起始时间及进展→发作频率时间及皮疹颜色→是否存在过敏体质及变应原→进行过何种治疗，效果如何→实验室一般检查及免疫学检查结果。

第六节　带状疱疹

（一）疾病认识

带状疱疹是一种皮肤上出现成簇水疱，沿身体一侧呈带状分布，痛如火燎的急性疱疹性皮肤病。其特点为皮肤上出现红斑、水疱或丘疱疹，沿一侧周围神经呈带状分布，累累如串珠，常突然发生，自觉局部刺痛或伴淋巴结肿大。中老年人多见，愈后极少复发，极少患者可多次发病，好发于春秋季节。中医称之为"蛇串疮""缠腰火丹""火带疮"等，《外科大成·缠腰火丹》称本病为蛇串疮，"初生于腰，紫赤如疹，或起水疱，痛如火燎"。

（二）辨证思路

中医认为本病为情志内伤，忧思恼怒，肝气郁结，久而化火，肝经火毒，外溢肌肤而发；或饮食不节，脾失健运，水湿内停，停久化热，湿热内蕴，外犯肌肤，复感邪毒而发；或年老体弱，血虚肝旺，湿热毒盛，气血凝滞，以致疼痛剧烈，病程迁延。总因湿热火毒蕴蒸肌肤而成。其病位在肌肤，与肝、脾有关；其病性以火毒、湿热、气滞实证为主，部分夹有气虚、阴虚之证。临床辨证论治分为肝经郁热证、脾虚湿蕴证、气滞血瘀证。

（三）治疗方案

（1）肝经郁热证

主症：常见于本病的急性发疹期，皮肤潮红，疱壁紧张，灼热刺痛；伴口苦咽干，急躁易怒，大便干，小便黄。

舌象：舌红、苔薄黄或黄腻。脉象：脉弦滑数。

按语：肝经郁热熏蒸肌肤则皮肤潮红，疱壁紧张，灼热刺痛；口苦咽干，急躁易怒，大便干，小便黄；舌红、苔薄黄或黄腻，脉弦滑数均为肝经郁热之象。

治法：清热利湿，解毒止痛。

方药：龙胆泻肝汤加减。

龙胆草（酒炒）10g	栀子（酒炒）10g
泽泻 10g	木通 6g
当归（酒炒）10g	生地黄（酒炒）6g
柴胡 8g	生甘草 6g

加减：肝胆实火较盛者，可去木通、车前子，加黄连 3g，以助泻火之力；湿盛热轻者，可去黄芩、生地黄，加滑石 15g，薏苡仁 25g，以增利湿之功；大便秘结者，可加大黄 5g 以泻火解毒；疼痛明显者，可加延胡索 15g，丹参 10g，赤芍 10g，以行气活血止痛。

中成药：龙胆泻肝丸、南通蛇药片。

（2）脾虚湿蕴证

主症：皮损颜色较淡，疱壁松弛，破后糜烂、渗出，疼痛轻，口不渴，纳差或食后腹胀，大便时溏。

舌象：舌淡、苔白或白腻。脉象：脉沉、缓或滑。

按语：脾虚水湿不运，湿邪蕴结于肌肤则皮损颜色较淡，疱壁松弛，破后糜烂、渗出；疼痛轻，口不渴，纳差或食后腹胀，大便时溏，舌淡、苔白或白腻，脉沉、缓或滑均为脾虚湿蕴之象。

治法：健脾利湿，佐以解毒。

方药：萆薢渗湿汤加减。

| 萆薢 10g | 薏苡仁 15g | 黄柏 15g | 赤茯苓 10g |
| 牡丹皮 6g | 泽泻 10g | 滑石 15g | 甘草 5g |

加减：湿重于热者，加茵陈 15g，土茯苓 15g，利湿清热；热重于湿者，加蒲公英 15g，金银花 15g，板蓝根 15g，以清热解毒；疼痛明显者，加泽兰 6g，

延胡索 15g，以行气活血止痛。

中成药：新癀片、参苓白术丸。

（3）气滞血瘀证

主症：常见于本病的恢复期或后遗神经痛期，患部皮损大部分消退，但疼痛不止或隐痛绵绵；伴心烦，夜寐不宁，或咳嗽动则加重。

舌象：舌质暗紫、苔白。脉象：脉细涩。

按语：气滞血瘀，瘀血阻络则疼痛不止或隐痛绵绵，伴心烦，夜寐不宁，或咳嗽动则加重；舌质暗紫、苔白，脉细涩均为气滞血瘀之象。

治法：活血化瘀，行气止痛，清解余毒。

方药：桃红四物汤加减。

| 延胡索 15g | 地黄 12g | 当归 9g | 白芍 9g |
| 川芎 6g | 桃仁 9g | 红花 6g | |

加减：发于胸胁者，加柴胡 8g，川楝子 10g，以疏肝理气；发于头额部者，加菊花 15g，菖蒲 10g，以祛风清热；发于肩背部者，加桑枝 3g 引药直达病所；发于尾骶及外阴者，加柴胡 8g，枳壳 6g，以疏肝行气；纳差者，加山药 10g，以健脾开胃；眠差者，加夜交藤 10g，珍珠母 20g，以镇静安神。

中成药：复方丹参片、丹七片。

（四）案例分析

案 1

谭某，男，27 岁。

主诉：右侧背腰部起水疱伴灼热刺痛 5 天。

病史：5 天前右侧腰背部皮肤灼热疼痛，不久出现水疱，西医予抗病毒治疗，疗效欠佳，要求中医治疗，遂来我院门诊就诊。

现症：患处灼热疼痛，口干苦，小便黄，大便结，舌边尖红、苔黄腻，脉弦滑数。既往嗜食辛辣之品。

体格检查：T 37.7℃，P 86 次 / 分，BP 116/80mmHg。自动体位，全身浅表淋巴结不肿。

专科情况：右侧腰背部见呈带状分布簇集性水疱，绿豆至黄豆大小，数目较多，部分融合成大疱，疱周基底潮红，疱液浑浊，水疱间皮肤正常，皮疹未过正中线，触痛（＋）。

西医诊断：带状疱疹。

中医诊断：蛇串疮。

辨证：肝胆湿热证。

治法：清肝利湿，解毒止痛。

处方：龙胆泻肝汤加减。

龙胆草 10g	黄芩 10g	柴胡 10g	郁金 10g
延胡索 10g	薏苡仁 15g	牡丹皮 15g	大青叶 15g
甘草 6g	板蓝根 15g	车前草 10g	茯苓 15g

7剂，水煎服，每日1剂，早晚分服。

中医外治法：疱液抽提，马齿苋溶液湿敷，红升丹点涂、青黛散外敷。

复诊：服药3剂后复诊，体温恢复正常，水疱大部分干涸结痂，局部红晕见少，疼痛刺痒感减轻。维持上述治疗，继服上方5剂后，诸症悉除。

按语：本例病机主要情志内伤，肝胆不和，郁久化热，湿热火毒，泛溢肌肤而发水疱。故治疗以清肝泻火、解毒止痛为原则，同时配合中医外治。方中龙胆草、黄芩清肝胆实火、化中焦湿热，为君药；薏苡仁、车前草、茯苓渗淡利湿，既给肝胆湿热以出路，又健脾运化绝水湿之源，柴胡、郁金、延胡索疏肝理气解郁、活血化瘀定痛，大青叶、板蓝根清热解毒，共为臣药；牡丹皮归肝经，既助清肝胆之热，又防血热气滞成瘀，共为佐药；甘草为使药，和解诸药。患者喜食辛辣煎炸之品，饮食失调，加之情志内伤，肝气郁结，久而化火，湿热火毒，外攻肌肤而发水疱；肝经火毒循经侵袭肌腠，故水疱呈带状分布未过前后正中线；火毒郁阻经脉，不通则痛，故感患处灼热疼痛；肝胆火热炽盛，湿热上泛，故觉口干口苦，热盛灼津，故小便黄，大便结；舌边尖红、苔黄腻、脉弦滑数皆为肝胆湿热之象。本病病位在肌肤，病性属实，可与外阴疱疹之湿热下注证及反复发生暗耗气津之阴虚内热证等进行鉴别。该病其本在肝胆，病位在肌肤，病性属实。中医辨证为肝胆郁热证，需要和脾虚湿蕴证相鉴别，后者多为素体脾虚或饮食伤脾，脾不运化，湿邪蕴阻，日久化热，循经外溢于肌肤而发。

急性期带状疱疹，外治上可结合以下方法：①抽疱：无菌操作下行疱液抽取，可用注射器抽取，也可用针头扎破后用大棉签或纱布引流吸取疱液；②湿敷：中药煎液（疱疹擦剂）（板蓝根30g，金银花20g，贯众20g，地榆30g，苦参30g，生大黄30g，马齿苋、枯矾各20g）、抗病毒擦剂、三黄洗剂、复方黄柏洗液、庆大霉素生理盐水等；③拔罐：皮疹周围正常皮肤处拔火罐，注意不要在皮损处拔罐，拔罐时间不宜过久；④照灯：神灯（TDP）照射皮损区域，不宜离皮损太近以防灼伤；⑤涂药：青黛膏（麻油调）、中药自配药（配方颗粒碾粉调麻油，成分：青黛、滑石粉、儿茶、板蓝根、甘草、冰片、马齿苋等）、喷昔洛韦乳膏、莫匹罗星软膏等；⑥封包：涂药后需要用无菌纱布封盖患处，主要防止衣物接触摩擦和继发感染。

案 2

向某，男，62 岁。

主诉：右侧胸背部起水疱预后仍疼痛 1 月。

病史：患者自诉 1 个月前无明显诱因自觉右侧胸背部烧灼样疼痛，后开始出现散在红斑，其上可见绿豆至花生大小水疱，皮损呈带状分布，未过中线，疼痛加重，为求治疗，在长沙市第一医院就诊，诊断"带状疱疹"，给予抗病毒、止痛对症治疗（具体不详），水疱干涸结痂，但疼痛未缓解，遂于来我院门诊就诊。

现症：右侧胸背部及上肢见暗红斑基础上结痂，部分形成瘢痕，自觉剧烈疼痛，拒按。睡眠差，大便偏干，小便黄。舌暗红、苔薄黄，脉弦。

专科情况：右侧胸背部及上肢见暗红斑基础上结痂，部分脱落形成瘢痕，皮损未过中线，触痛（++）。

西医诊断：带状疱疹。

中医诊断：蛇串疮。

辨证：气滞血瘀证。

治法：活血化瘀。

处方：方选桃红四物汤加减。

黄芪 30g	当归尾 12g	赤芍 10g	川芎 12g
桃仁 10g	红花 10g	地龙 10g	延胡索 10g
白芍 10g	甘草 6g	白术 10g	柴胡 12g
茯神 10g			

7 剂，水煎服，每日 1 剂，早晚分服。局部疼痛配合梅花针叩刺加拔罐，同时配合神灯治疗。

复诊：服药 7 剂后复诊，疼痛减轻，睡眠改善，舌红偏暗、苔薄黄偏燥，脉弦细，上方去柴胡、赤芍，加麦冬 15g，生地黄 20g，嘱服药半月，来电告知疼痛基本缓解。

按语：本案例属于气滞血瘀证，多见于发病后期，皮疹减轻或消退后局部疼痛不止，坐立不安，入夜尤甚，口干心烦，舌暗红或见瘀点、苔白或薄黄，脉弦细。治宜活血化瘀、益气养阴为法，方选桃红四物汤，常用药有柴胡、郁金、桃仁、红花、牡丹皮、延胡索、赤白芍、生地黄、麦冬等。也可选用六神丸、龙胆泻肝丸、双黄连粉针剂等中成药。

中医外治可选用以下方法：①梅花针叩刺加拔罐疗法：以原发皮疹处为叩刺区域，力度以患者忍受为度，尽量叩刺微微出血为佳，加拔火罐以利放血，拔罐时间不宜长，以15~30秒左右。②经络放血疗法：以患者主观感受最痛点为刺络放血点，采用三棱针为佳，亦可用注射器针头或放血针等，放血量宜偏大（有病弃血如泥），注意消毒，放血后24小时不宜进水或接触污物。③普通针针刺＋电针：取穴内关、足三里、曲池、合谷、三阴交、肝俞、胆俞、太冲、阿是穴等，普通针提插捻转得气后通电针仪，留针30分钟左右，中途15分钟时候行气一次，电流强度和频率以患者忍受为度。④穴位注射：邻近取穴，皮疹在脐以上区域取内关、曲池，皮疹在脐以下区域取足三里、三阴交。循经取穴，主穴肝俞、胆俞、太冲，配穴风门、肺俞、环跳、足三里。亦可以选取局部痛点阿是穴。方法，采用50%当归注射液、维生素B_1、醋酸泼尼松悬液等，任选一种，针刺得气后，每穴分别推注0.5ml，隔日1次，5次为1个疗程。⑤穴位埋线：选取足三里、三阴交、曲池，或局部痛点，以穴位埋线或皮损内埋线的方法。⑥火针：痛点以火针治疗，针刺深度宜快速浅刺，注意防止继发感染。⑦耳穴：耳穴压豆或耳针。选穴：肝区、神门、角窝中、肾上腺等。

（五）临证经验

患病初期，本病要积极进行中西结合治疗，减少后遗神经痛的发生，中医辨证论治中加入有抗病毒作用的板蓝根、大青叶等。带状疱疹属肝胆湿热证，第一步清肝解毒，直折病势，以活血解毒，清肝泻火之重剂内服，并配合蜈蚣、雄黄、黄连研粉外用，内外合治，重挫病势。第二步，养血祛风，调理善后，病至后期，津血亏耗，血虚风燥，治以养血祛风，甘寒救阴，通络止痛，予当归、白芍、防风、全蝎等善后。治疗余毒留滞时，可用大剂量的寸星子树根、臭牡丹解毒。只要治疗及时得当，疗效肯定。一般不会遗留神经痛。若延误治疗或治疗不适当，尤其是老年患者易遗留神经痛，带状疱疹后遗神经痛患者，病因多由素体不足，气虚邪恋，血行涩滞，终成气虚血瘀，久病多虚，久病多瘀，久痛入络。带状疱疹遗留的后遗神经痛，治疗以行气活血，通络止痛为法。

（六）零金碎玉

带状疱疹的治疗需要过两个关口。一是皮疹消失关，二是疼痛关。治疗皮疹可对水疱常规消毒后，用针刺将水疱挑破，外点红升丹粉末，其止痛效果好，水疱干缩结痂快。对红升丹过敏的患者可用青黛麻油调涂。大的水疱须挑破，因其张力过大增加患者疼痛，小的水疱亦可让其自行吸收，减少皮肤感染的可能。皮疹处理正确，一般在 2 周左右可恢复正常。疼痛，包括发病期的疼痛及皮损愈合后的遗留神经痛，特别是带状疱疹后遗神经痛才是令医者感觉棘手的问题。在急性发病期，积极治疗，对于缓解当时疼痛及预防后遗神经痛非常重要。治疗宜重在辨证，施治随机。若证属阳虚寒凝，经络阻滞，治宜温阳活络、散寒通滞，方拟阳和汤加减；证属气虚血滞，久病络瘀，治宜补气活血，通络止痛，方用黄芪桂枝五物汤加减。针灸疗法对于疼痛的治疗方法亦可在此进行运用，皮疹围刺法、体针、耳针、穴位封闭均可取得一定疗效。

（七）专病专方

此类疾病，多从气血调理入手，辨证也以气滞血瘀为主，按疼痛部位选方。发于头面部的主以通窍活血汤；发于胸胁部的主以复元活血汤；发于腰背部的主以膈下逐瘀汤。在各类主方的基础上，灵活地随证加减。对于年老体弱者又要兼顾其体质，血分药的应用中，切勿忘记黄芪类气分药的加入，气行血行，气力足，痼涩之血脉得以畅通，通则不痛矣。配合外用马应龙痔疮膏取其清热解毒，活血化瘀作用。"久病入络"，同时配合针灸、梅花针、拔罐疗法以活血通络止痛，可以缩短治疗疗程。

（八）问诊路径

病变部位、起始时间及进展→病变部位有无感觉疼痛，皮疹分布情况→是否存在发热等全身症状→进行过何种治疗，效果如何→实验室一般检查及免疫学检查结果。

第七节　痤疮（玫瑰痤疮）

（一）疾病认识

痤疮是一种毛囊皮脂腺的慢性炎症性皮肤病，以皮肤出现散在性粉刺、丘疹、脓疱、结节、囊肿及瘢痕等损害，且常伴皮脂溢出为临床特征，多发生于青春期男女，但也可见于青春期以后或成人发病者。本病以面部、胸背等皮脂腺发达部位出现与毛囊一致的丘疹、脓疱、结节、囊肿或瘢痕等皮损，常伴有面部出油多，毛孔粗大，头发光泽油亮等皮脂溢出的症状；一般无自觉症状，炎症明显时可引起疼痛及触痛；病程慢性，一般在青春期后症状可缓解或痊愈为诊断要点。

（二）辨证思路

中医认为本病多因素体阳热内盛，肺经复感风邪，内外合邪，肺经风热之邪熏蒸，蕴阻肌肤而发；或因过食辛辣、油腻之品，生湿化热，结于胃肠，湿热之邪下不能清利，中失于清化，反泛溢于头面胸背而发病；或因素体脾虚，脾不健运则湿蕴中焦，日久酿湿成痰，郁而化热，阻滞经络，气血运行不畅而成瘀，痰瘀互结，凝滞肌肤所致；或因肾阴不足，肝失疏泄，冲任不调，而血海不能按时充盈，胞胎失却任脉主司，使女子月事紊乱，气血逆乱而发病。

（三）治疗方案

（1）肺经风热证

多见于初发患者，丘疹色红，或有痒痛，伴有口渴喜饮，大便秘结，小便短赤，舌红、苔薄黄，脉浮数。治宜宣肺清热，方选枇杷清肺饮加减。常用药有枇杷叶、桑白皮、黄芩、白花蛇舌草、金银花、山栀、牡丹皮、夏枯草等。

（2）胃肠湿热证

症见颜面、胸背皮肤油腻，皮疹红肿疼痛，或有脓疱，伴口臭、便秘、尿黄；舌红、苔黄腻，脉滑数。治宜清热利湿通腑。方选茵陈蒿汤加减。常用中药有茵陈、栀子、黄芩、黄连、黄柏、生大黄、茯苓、车前草、泽泻、赤芍等。

（3）痰热瘀滞证

皮损以结节、囊肿、脓肿、瘢痕为主，或见窦道，经久不愈，伴纳呆腹胀，舌红或黯红、苔薄黄或黄腻，脉弦滑。治宜活血化瘀，清热化痰。方选桃红四物汤合消痤汤加减。常用中药有生地黄、桃仁、红花、牡丹皮、赤芍、丹参、金银花、野菊花、蒲公英、茯苓等。

（4）冲任不调证

多见于女子，面部痤疮皮损的发生与加重与月经周期有明显的关系，月经前后明显增多加重，月经期结束则皮疹见少减轻，常伴有月经不调，月经量少，经前烦躁易怒，乳房胀痛，舌红、苔薄黄，脉弦细数。治宜调理冲任，养阴清热，方选柴胡疏肝散合消痤汤加减。常用中药有柴胡、郁金、白芍、香附、女贞子、旱莲草、鱼腥草、蒲公英、丹参、牡丹皮等。

中成药：①丹参酮胶囊2粒，每日3次。②暗疮丸2片，每日3次。③牛黄解毒片5片，每日3次。

中医外治法：①皮损红肿明显者，可外敷金黄膏或玉露膏等。②颠倒散用凉茶水调涂患部，或用硫黄洗剂等外搽；③取硫黄、浙贝母、煅石膏、枯矾、冰片各适量，共研细末，稀蜜水调搽；④其他治疗：清粉刺、针刺疗法、刺血疗法、穴位注射、耳穴疗法、自血疗法等。

（四）案例分析

赵某，女，23岁。主诉：面部胸背起粉刺红疹2年，加重半月。

病史：患者诉两年前无明显诱因面部出现白色粉刺，个别因挤压而成红色丘疹，后逐渐发展至前胸后背部。曾于医院经中西医治疗（用药不详），疗效甚微。平素喜食辣椒味重之品，经常熬夜、上网。半月前因食麻辣烫后，感皮疹增多，有脓疱发出，感刺痒疼痛，遂来诊。

现症：面部、前胸、后背散见丘疹、粉刺、脓疱，用力挤压可有少量白色脂状物泌出，以前额、两颊为多，间有脓疹、凹陷性瘢痕及暗褐色色素沉着。舌红、苔黄腻，脉浮数偏滑。面部、前胸、后背散见粉刺、丘疹、脓疱，丘疹部分脓疱有触痛，用力挤压可有少量白色脂状物泌出，以前额、两颊为多，间有脓疹、凹陷性瘢痕及暗褐色色素沉着。

西医诊断：痤疮。

中医诊断：粉刺。

辨证：肺胃热盛证。

治法：疏风清肺、泻热解毒。

处方：枇杷清肺饮合清胃散加减。

桑白皮 10g	枇杷叶 10g	黄芩 10g	夏枯草 15g
白花蛇舌草 15g	泽泻 10g	薏苡仁 25g	丹参 10g
赤芍 10g	野菊花 15g	茯苓 15g	金银花 15g
牡丹皮 6g	甘草 5g		

7剂，水煎服，每日1剂，早晚分服。

中医外治：温水洗脸后，外用颠倒散，每日2~3次。嘱其忌辛辣煎炸食品，忌挤压，多食水果蔬菜，保持大便通畅。温水洗脸并每晚温水湿敷半小时，不施脂粉。

复诊：服药7剂后复诊，面部原有之红疹大部分自破，颜色稍淡，并有少量红疹新出，舌脉于前无大异。原方加黄连6g，栀子仁10g，生地黄15g，以加强清热除湿凉血之力。再服7剂。

再服药7剂后再诊，面部基本无新发丘疹，颜色较前明显变淡，脓疹已偏平结痂，见色素沉着斑。上方去黄连、金银花、泽泻以减清热利下之品，加生山楂12g，白术15g，以益健脾开胃之功。10剂后，粉刺、丘疹基本消退，颜面光亮，对于炎症色素沉着，予二百药膏外用以善后，随访2年，未复发。

按语：患者素本阳热内盛，风热之邪外犯肺经，又加过食辛辣厚味之品，经常熬夜、上网，易伤脾胃，健运失职则湿热内生，结于胃肠，肺热和湿热相合，溢于头面胸背而发粉刺、红斑、丘疹；湿热日久酿湿成痰瘀，痰蕴则见挤压后有白色脂状物泌，瘀滞则不通，不通则触按觉痛，甚者见脓疮、丘疹及脓疮愈合后则见瘢痕及色沉；舌红、苔黄腻，脉浮数偏滑皆为肺胃热盛之象。本病病位在肌肤，病性属实，中医诊断为粉刺，辨证为肺胃热盛证，需要和肺经风热证及胃肠湿热证相鉴别。本例病机责之于肺经风热与胃肠痰热杂合，熏蒸于头面胸背，痹阻肌肤腠理而发病。治以疏风清肺、解毒泻热为原则，同时配合中医外治。方中桑白皮、枇杷叶疏风清肺，且能化痰为君；黄芩、夏枯草清热泻火，又兼化痰散结，金银花、白花蛇舌草、野菊花，性味甘寒，善于清热解毒，合而为臣；单清热，则湿蕴难化，痰瘀难解，故佐薏苡仁、茯苓、泽泻健脾以绝湿热之源，利湿以导湿热下行，佐赤芍、牡丹皮、丹参清热凉血活血；甘草调和诸药。

（五）临证经验

1. 病因病机

玫瑰痤疮是一种发生在颜面中部，以皮肤潮红、毛细血管扩张、丘疹、脓疱为主要表现的慢性皮肤病，常并发痤疮及脂溢性皮炎，本病大多发生于中年女性，但病情严重者常为男性患者。本病属于中医学"酒糟鼻"范畴。玫瑰痤疮的发病主要与肝、肺、脾、胃、心的失调及瘀血为患有关，《诸病源候论》记载："此由饮酒，热势冲面，而遇风冷之气相搏所生，故令鼻面生齇，赤疱匝匝然也。"《景岳全书》："肺经素多风热，色为红黑，而生皶疬者，亦有之。"《素问·生气通天论篇》"劳汗当风，寒薄为皶。"《素问·刺热论篇》："脾热病者，鼻先赤。"《外科大成》："酒齇鼻者，先由肺经血热内蒸，次遇风寒外束，血瘀凝结而成。"初发期，肺经外感风热邪毒致肺经热盛，则肺克肝而肝气耗，肝失疏泄，推动无力，无法调畅一身气机，不能将精微物质布散肌肤，使肌肤失于濡养，故发为病；或由于情志不畅，肝郁化火，肝侮肺，致肺气升降失职，毛孔开合失度，邪气浸淫皮肤，致面部出现皮损。中期，玫瑰痤疮病变皮损多为皮肤出现红色丘疹、脓疱，《素问·至真要大论篇》："诸热瞀瘛，皆属于火……诸湿肿满，皆属于脾。"脾气主升，胃气主降，若脾胃气机升降失职，运化失司，则水湿内停聚而成痰，或恣食肥甘厚腻，湿浊内生，后又外合风热邪毒化腐成脓。后期，病久入络，络气虚而不能推动血行，血行不畅化而为瘀，而郁、痰、瘀互结久之生毒邪，败坏组织形体，故终成鼻赘。

2. 辨证分型论治

玫瑰痤疮临床主要可以分为 4 型：红斑毛细血管扩张型：临床表现为鼻部及双面颊部出现油腻发亮，红斑时隐时现或持久不退，伴有或不伴有毛细血管扩张。丘疹脓疱型：临床表现为在红斑的皮损区出现扩张的毛细血管，毛囊孔扩大，可经常出现针头至高粱粒大小样红色丘疹或脓疱。鼻赘型：临床表现为鼻部为主或前额、颊部及耳朵皮肤肥厚，表面出现不规则痛性结节，皮肤纤维化以及皮脂腺增生。眼型：临床表现为眼睛异物感、烧灼感或刺痛感，干燥，瘙痒，光敏，视物模糊，可以见到巩膜及其他部位毛细血管扩张或眶周水肿。

（1）红斑毛细血管扩张型（肺经风热证）

风为百病之长，易合邪为害，而肺为娇脏，易被邪侵，又因肺朝百脉，主治节，在体合皮，其华在皮毛，故肺感风邪，夹杂热邪则影响肺气调节全身的气机及血液的运行，故肺气失于敷布与调节，临床症见颜面皮肤无光泽、干燥，面、眼潮红，红斑，毛细血管扩张，自觉灼热瘙痒。伴口干、便干、舌质红、苔薄黄，脉数。

处方：克玫Ⅱ号。

枇杷叶 10g	桑白皮 10g	栀仁 10g	白花蛇舌草 15g
赤芍 10g	生地黄 15g	泽泻 10g	金银花 15g
黄芩 10g	甘草 6g		

方中枇杷叶味苦，性微寒，归肺、胃经，清肺降逆；桑白皮味甘，性寒，归肺经，泻肺平喘，利水消肿；黄芩清肺泻火；栀仁味苦，性寒，入心、肝、肺、胃经，清热泻火凉血；白花蛇舌草味苦、淡，性寒，归肺、胃、肝、胆经，清热解毒，消痈散结，利尿除湿；金银花清热解毒。诸药合用，疏风清热，解毒宣肺，主上焦风热之证。

（2）丘疹脓疱型（脾胃湿热证）

皮损主要聚集于鼻旁、口周等纵向部位，从脾胃论治。饮食不节损伤脾胃，脾胃升降气机失司，聚而生痰，而又恣食肥甘厚腻辛辣之品，可助湿化热，使湿热互结，熏蒸头面，致皮脂分泌过旺，皮肤油腻，复感毒邪，阻塞毛孔，使气机壅滞，外发肌肤而生脓疱等。临床症见面、鼻在红斑的基础上出现丘疹、脓疱，毛细血管扩张明显，自觉灼热瘙痒、疼痛，伴口臭口干，便溏腹胀，舌质红、苔黄腻，脉滑数。

处方：克玫Ⅲ号。

黄连 3g	黄柏 15g	黄芩 10g	蒲公英 10g

| 栀子 10g | 苍术 6g | 赤芍 10g | 泽泻 10g |

甘草 3g

方中黄柏味苦，性寒，归肾、膀胱经，清热燥湿，泻火除蒸，解毒疗疮；黄连、黄芩、栀子清热解毒，利湿泻火；苍术味苦，性温、辛，归脾经，燥湿、化浊、止痛；赤芍、泽泻通瘀利水，使瘀热随水而去。诸药合用，清热解毒，健脾利湿。

（3）鼻赘型（痰瘀互结证）

此证乃肝郁日久，久病必瘀，形成气滞血瘀，肝郁则乘脾，致脾失健运，聚湿生痰，痰瘀互结而生鼻赘，临床症见鼻头增大，出现紫红色结节，舌暗、苔薄，脉涩。

处方：选克玫Ⅳ号。

桃仁 6g	红花 3g	赤芍 10g	川芎 10g
当归 10g	浙贝母 10g	夏枯草 15g	陈皮 3g
皂角刺 10g	甘草 6g		

其中桃红四物汤主活血化瘀；夏枯草味辛、苦，性寒，归肝、胆经，清热泻火，明目，散结消肿；皂角刺、浙贝母消痈散结，破瘀消癥。诸药合用，活血化瘀，软坚散结，全方着眼一个"通"字，通则气血行，瘀结散，痰湿消，为治疗此证之根本。

（4）眼型（肝郁血热证）

《素问·至真要大论篇》："诸痛痒疮，皆属于心"，心主血脉，推动和调控血液的运行和生成，输送精微物质以营养周身形体官窍，若肝气郁滞，久而化火，则心火亦随之亢盛，使血脉扩张、皮肤发红、眼周干痒及水肿红斑等，肝开窍于目，皮损主要聚集在双颊等横向部位及眼周者，从肝论治。玫瑰痤疮的发病以及整个病情发展都与肝有很大关系。肝郁气滞，阻碍气机，郁久生热，熏蒸于面则颜面失养，临床症见面、眼潮红，红斑，自觉灼热或干燥，伴烦躁易怒，舌红、苔薄黄，脉弦数。

处方：选克玫Ⅰ号。

牡丹皮 6g	栀子 10g	柴胡 6g	当归 10g
香附 6g	茯苓 10g	白芍 10g	赤芍 10g
合欢皮 6g	甘草 6g		

方中牡丹皮味苦、辛，性微寒，归心、肝、肾经，清热凉血，活血化瘀，退虚热；柴胡味苦，性微寒，归肝、胆经，和解表里，疏肝，升阳；香附疏解肝经郁热；栀子味苦，性寒，归心、肺、三焦经，泻火除烦，清热利湿，凉血

解毒；牡丹皮、当归、赤芍凉血活血。诸药合用，共奏疏肝解郁、清热凉血之效。

（六）零金碎玉

痤疮是一种发生于毛囊皮脂腺的慢性皮肤病，多发于头面部，颈部、前胸后背等皮脂腺丰富的部位。《医宗金鉴·外科心法要诀》：肺风粉刺，"此证由肺经血热而成，每发于面鼻，起碎疙瘩，形如黍屑，色赤肿痛，破出白粉汁，日久皆成白屑"。主要临床表现为黑头粉刺、白头粉刺、炎性丘疹、脓疱、结节、囊肿，易形成色素沉着、毛孔粗大甚至瘢痕样损害。影响美容，严重者可导致毁容，给年轻人造成极大的心理压力和精神痛苦。因好发于青春期青年男女，俗称青春痘。本病从中医整体观念出发，运用脏腑辨证可分为：肺热型、肺胃蕴热型、肺脾湿热型、肝肾瘀滞型。认为本病总由肺经血热，脾不健运，湿热郁结，肺脾湿热，肺胃蕴热，肝肾阴阳平衡失调，相火妄动为主要病机，从肺、胃、脾、肝、肾方面对痤疮进行论治，效果良好。治疗多以清热、祛火毒、清化湿热、凉血活血、疏肝解郁、健脾运湿、调理冲任等法。

（七）专病专方

本病还有三型多见：①热毒炽盛证：治宜清热解毒，消散疔疮。方用五味消毒饮加减。②脾虚痰湿证：治宜清热化湿，通利肠腑。方用茵陈蒿汤加减。③血热郁肺证：治宜凉血清热，宣肺降火。治以枇杷清肺饮加减。杨志波教授对于面部疾病治疗善用花类，利用其清扬宣达之功效，既能清透外邪，又能治血中之热。而且他认为花类药物轻扬升散之功，更可以被巧妙当作引经药。例如对于热毒型痤疮，杨志波教授初期会使用金银花清热解毒，待面部无新发痤疮，颜色变淡，则去之。

（八）问诊路径

发病时间→诱发因素有哪些→有无夜间发烫→有无灼热痛、刺痛等不适→平时如何护肤→所用何种治疗，效果如何→检查（实验室检查、皮肤镜等）。

第八节　天疱疮

（一）疾病认识

天疱疮是一种慢性、复发性、炎症性表皮内大疱性皮肤病，其发病原因不明，机制不清，目前认为是一种自身免疫性皮肤病。其特点是：皮肤及黏膜上出现松弛性水疱或大疱，疱易破呈糜烂面，棘细胞松解征（尼氏征）阳性。病程慢性，易于复发。中医亦称之为"天疱疮"。其西医治疗以免疫抑制、抗炎、支持疗法，保护、清洁皮肤，防止继发感染为原则，治疗的关键在于糖皮质激素等免疫抑制剂的合理应用，同时防止并发症。中医药在治疗本病上积累了丰富的经验，避免了激素及其他免疫抑制剂的不良反应。

（二）辨证思路

中医认为"湿"和"热"是本病的两个基本病因病机。或因心火妄动，复外感风热湿毒，内外火毒相煽，集结于肌肤而发；或因脾之运化水湿功能失常，致湿热之邪内生，湿热熏蒸肌肤而发；或湿热日久流滋无度，耗气伤阴，致肌肤失养所致。故本病论治亦多灵活运用"清热""利湿"之法。

（三）治疗方案

1. 内治法

天疱疮可分为3种基本证型：热毒炽盛证、湿热毒蕴证、气阴两虚证。

（1）热毒炽盛证

治法：清热解毒，凉血开窍。

处方：水牛角 15g　　牡丹皮 10g　　赤芍 10g　　黄连 3g
　　　黄芩 10g　　　黄柏 10g　　　栀仁 10g　　土茯苓 30g
　　　薏苡仁 15g　　泽泻 10g　　　甘草 6g

加减：伴瘙痒者，酌加荆芥、防风、地肤子；口渴甚者，加天花粉；大便干结者，加大黄；小便黄赤者，加淡竹叶、车前草等。

（2）湿热毒蕴证

治法：清热解毒，健脾除湿。

处方：茯苓 15g　　　苍术 10g　　　白术 15g　　陈皮 6g
　　　山药 15g　　　薏苡仁 15g　　泽泻 10g　　甘草 6g

加减：口干、口苦者，加龙胆草，大便干结者，加大黄；下利臭秽者，加葛根、黄连；纳差者，加山药、山楂、莱菔子；夜寐差者，加酸枣仁、茯神；烦躁易怒者，加柴胡、莲子心。

（3）气阴两虚证

治法：益气养阴，清解余毒。

处方：人参 15g　　　麦冬 10g　　　五味子 6g　　玉竹 10g
　　　生地黄 15g　　当归 10g　　　沙参 10g　　薏苡仁 15g

茯苓 10g　　　　　甘草 6g

加减：伴瘙痒者酌加荆芥、防风等；夜寐差者，加酸枣仁、茯神。

2. 外治法

天疱疮的外治宜以安抚治疗为主，切忌使用刺激性药物。

（1）糜烂流滋、渗液较多者，以马齿苋 30g，黄柏 30g，金银花 30g，枯矾 30g 水煎外洗或湿敷。

（2）结痂或渗出少者，以青黛散麻油调敷，或紫草油外涂。

（3）干燥脱屑者，以紫草油或甘草油外涂。

（四）案例分析

范某，男，39 岁。

主诉：口腔起水疱糜烂伴痛半年，泛发全身 1 月。

病史：半年前无明显诱因口腔内起水疱、溃烂伴有疼痛感，于当地医院予消炎治疗（具体用药不详）后，口腔溃烂未有好转，1 个月前不明诱因全身出现多个水疱，疱壁较薄，疱液清亮，伴有轻微的瘙痒感，病情呈进行性加重。

现症：全身泛见红斑、水疱，水疱壁较薄，疱液清亮，部分水疱已破裂，有轻微的瘙痒，口腔内多处糜烂，见小面积的溃疡，伴有疼痛感，无胸闷气促，无恶心呕吐，精神可，纳欠佳，睡眠正常，二便调。T 37.1℃，P 79 次 / 分，BP 120/84mmHg。自动体位，全身浅表淋巴结未触及肿大。全身泛见数个黄豆至蚕豆大小红斑，红斑基础上有水疱，疱壁较薄，疱液清亮，口腔内多处糜烂，见小面积的溃疡，部分水疱破裂见糜烂面及结痂，触痛。舌质红、苔黄厚，脉滑数。

西医诊断：天疱疮。

中医诊断：火赤疮。

辨证：湿热毒蕴证。

治法：清热解毒，健脾除湿。

处方：人参 15g　　　茯苓 15g　　　白术 15g　　　山药 15g

　　　薏苡仁 15g　　　泽泻 10g　　　蒲公英 10g　　　麦冬 10g

　　　金银花 10g　　　牡丹皮 10g　　　陈皮 6g　　　甘草 6g

7 剂，水煎服，每日 1 剂，早晚分服。外治予复方黄柏液湿敷＋含漱，每日 2 次。

复诊：服药 7 剂后复诊：仍有新发水疱、片状红斑，口腔溃烂疼痛明显好转，续服上方 1 个月后复诊，无新发皮疹，大部分皮损已结痂，部分仍见少量糜烂面。嘱其续服上方 1 个月。

按语：患者素体脾虚，健运失司，水湿内停，郁久化热，又复外感热毒之邪，而成湿热毒蕴，泛溢肌表，发而为红斑水疱，发病迅速。湿热浸淫，故自觉瘙痒，水疱泛溢见渗出，热灼肌表故疼痛，舌质红、苔黄厚，脉滑数皆湿热毒蕴之象。其病位在肌肤，病性属本虚标实，可与大疱性类天疱疮、大疱性表皮松解症鉴别。本例病机主要为素体脾虚，健运失司，水湿内停，日久化热，加之复外感热毒之邪，内外合邪，蕴结肌肤而成。故治疗以清热解毒，健脾除湿为原则。方中人参甘温益气、补气健脾，白术健脾燥湿，茯苓健脾渗湿共为君药；泽泻利水渗湿，薏苡仁健脾祛湿，山药补脾益气共为臣药；蒲公英、金银花清热解毒，牡丹皮清热凉血，麦冬固护阴津，共为佐药；甘草调药和中，陈皮行气健脾，共为使药。纵观全方，其一重视补气健脾，脾之运化功能恢复正常，水湿得运；其二，重用清热解毒，利湿、渗湿药，直接使热毒得解，水湿得化；其三，佐以滋阴生津之药，以防湿热之邪伤阴太过；其四，加入少量理气药，气行则水行，使水湿得散。全方共奏清热解毒、健脾除湿之功。

（五）临证经验

天疱疮多由素体心火亢盛，脾胃湿热蕴蒸，复因外感风热、湿热之邪，内外合邪郁于肌肤，故发天疱疮；热毒盛者凉血清热解毒，主以犀角地黄汤加减。湿热盛者清热利湿解毒，主以除湿胃苓汤加减。邪去正衰，应逐渐加用补气益阴扶正之品，以期全功，故气阴虚者益气养阴和胃，主以益胃汤加减。天疱疮一般预后差，目前采用中西医结合方法治疗能有效控制病情，加快递减激素，调节免疫功能，对缓解病情有良好作用。杨志波教授认为天疱疮与"湿""热"密切相关，故治湿热者当理清湿热造化之机，给湿热之邪以出路，绝湿热生化之源。湿热得去当分步进行，清热在先，通腑次之，除湿在后。同时也应配合起居有常，饮食有节，不妄作劳，以杜绝内外生邪之源。

（六）零金碎玉

天疱疮是一种慢性、复发性、严重性表皮内疱性皮肤病，可能是一种自身免疫性疾病。天疱疮以在正常皮肤或黏膜上成批出现易破裂的水疱，尼氏征阳性为临床特征。一般分为寻常型、增殖型、落叶型、红斑型四型。中医认为本病总由心火脾湿内蕴，外感风热毒邪阻于肌肤所致。

欧老主张急性进展期中药辨证配合激素治疗。皮损控制后，激素逐渐减量，至最小维持量，转而以中药治疗为主。中药的使用可减少类固醇皮质激素的用量，降低长期使用类固醇皮质激素产生的不良反应，同时针对病人实际情况进行辨证论治。以至于完全可以停用激素。二诊湿邪已去，原方减清热利湿之品，加健脾益气药物以固其本。水疱易破溃，难以愈合，所以外用药预防感染是必须的。可用青黛散调麻油外擦；对渗出较多者用五倍子、黄柏煎液温湿敷，再用青黛散加煅海螵蛸粉、煅牡蛎粉，干扑于上，采用暴露疗法为宜。皮损广泛的严重天疱疮病人，宜按严重烫伤病人一样消毒隔离治疗，外用湿润烧伤膏，温和护肤，切忌用刺激性药物。

（七）专病专方

本病还有两型多见：①阴伤败胃证：治宜益气养阴，和胃解毒。方选益胃汤加减。②脾虚湿盛证：治宜健脾和中，理气除湿。方选除湿胃苓汤加减或二术汤。对于天疱疮这类大疱类疾病早期，杨志波教授认为此类患者多素体有热，饮食多嗜肥甘厚腻膏粱之品，脾胃运化失司，故水湿内停，湿热相搏结，热因湿而焮赤，湿因热而熏蒸，湿热搏结于肌肤因而发病。脾土不运，水谷精微不能上输肺水，因而肺阴亏耗，衍生内热，肺气不宣，上焦不畅。湿热内停中焦，下流于下焦，因而下焦湿热瘀阻。故治宜宣畅三焦，清热利湿，方用三仁汤加减。

（本病可依类型论治，湿热炽盛证多为红斑型及落叶型天疱疮，治宜清火健脾，利湿解毒，方用除湿健脾汤；脾虚湿盛证多为寻常型及增殖型天疱疮，治宜健脾和中，理气除湿，方选除湿胃苓汤加减或二术汤。）

（八）问诊路径

发病时间→诱发因素有哪些→有无瘙痒等不适→口腔黏膜有无受累→所用何种治疗，效果如何→检查（实验室检查、皮肤 CT、病理检查等）。

第九节　皮肤瘙痒症

（一）疾病认识

皮肤瘙痒症是一种仅有皮肤瘙痒而无原发性皮损的皮肤病。多见于老年人，秋冬季节多发，多与皮肤干燥相关。

中医称之为"风瘙痒"，又称为"痒风"。《外科证治全书·痒风》记载："遍身瘙痒，并无疥疮，搔之不止。"本病总因禀赋不耐，血热内蕴，外感之邪侵袭，易血热生风，因而致痒；久病体弱，气血亏虚，风邪乘虚外袭，肌肤失养而致本病；饮食不节，过食辛辣、油腻，或饮酒损伤脾胃，湿热内生，化热生风，内不得疏泄，外不得透达，郁于皮肤腠理而发本病。

西医认为本病病因较复杂。瘙痒症的最常见病因是皮肤干燥，其他如神经因素（如各种神经功能障碍或情绪紧张、焦虑、恐惧、激动和忧郁等）、系统性疾病（如尿毒症、胆汁性肝硬化、甲状腺功能亢进或减退、糖尿病、淋巴瘤、白血病以及其他恶性肿瘤）、妊娠、药物或食物、气候改变（如温度、湿度）、工作和居住环境、生活习惯（如碱性过强的肥皂、清洁护肤化妆品）、贴身穿着的衣物等均可引起全身性瘙痒。

（二）辨证思路

中医认为本病的根本原因为禀赋不耐。青壮年人多血气方刚，血热内蕴，外邪侵袭，血热生风；或年老体虚者，久病体虚，气血亏虚，气虚则失于外固，风邪乘隙外袭，血虚生风，肌肤失养而致病；或饮食不节，过食鱼腥海味，五辛发物，使脾胃失运，湿热内蕴，郁久化火生风，内不得疏泄，外不得透达，郁于皮肤腠理；或失血或慢性病致肝肾亏虚，生风生燥，肌肤失于濡养均能发为此病。故治疗上应以祛风清热，凉血止痒以治标，益气固表，培补肝肾以治本。"有诸内必形诸外"，本病病因在里，表现在皮肤，治疗以"治内"为主，但本病后期因搔抓出现抓痕、流水、结痂等皮损，故需内治外治结合治疗，以减轻患者痛苦，缩短治疗时间。

（三）治疗方案

1.内治法

（1）风热血热型

症状：多见于青壮年，春夏好发。周身瘙痒剧烈，肌肤灼热，抓破出血，遇热痒剧，得凉则安，身热心烦，口燥咽干，舌质红、苔黄干、脉数。

辨证：外感风邪，血热内蕴。

治法：凉血清热，消风止痒。

处方：消风散合四物汤加减。

荆芥 10g	防风 10g	苦参 12g	黄芩 10g
川芎 10g	赤芍 10g	当归 10g	生地黄 15g
甘草 5g			

加减：瘙痒剧烈者，加白鲜皮、刺蒺藜；皮肤灼热明显者，加金银花、连翘、丹参。

按语：青壮年人多血气方刚，风湿或风热之邪侵袭人体，浸淫血脉，内不得疏泄，外不得透达，郁于肌肤腠理之间所致，故见皮肤瘙痒不绝，蒸灼津液则口燥咽干，血热致心阳浮越则心烦，热重舌红苔黄，脉数。痒自来，止痒必先疏风，故方中以荆芥、防风辛散透达，疏风散邪，使风去则痒止，共为君药，配伍苦参清热燥湿；黄芩、赤芍清热凉血，川芎、当归、生地黄养血活血，并寓"治风先治血，血行风自灭"之意为佐；甘草清热解毒，和中调药，为佐使。诸药合用，以祛风为主，配伍祛湿、清热、养血之品，祛邪之中，兼顾扶正，使风邪得散、湿热得清、血脉调和，则痒止疹消。

（2）湿热内蕴型

症状：瘙痒不止，痒时难以控制，引起过度搔抓，抓后局部可有抓痕、红肿，日久则肥厚、苔藓化，摩擦及食物刺激等可诱发或加重，伴口干口苦，胸胁闷胀，纳谷不香，小便黄赤，大便秘结；舌质红、苔黄腻，脉滑数。

辨证：湿热搏结，蕴蒸肌肤。

治法：清热利湿止痒。

处方：龙胆泻肝汤加减。

龙胆草 6g	栀子 10g	黄芩 10g	柴胡 6g
生地黄 15g	车前草 10g	泽泻 10g	木通 3g

加减：女阴瘙痒，带下腥臭黄浊者，加土茯苓、蛇床子；肛门瘙痒者加苦参、白鲜皮、地肤子；阴囊瘙痒者加柴胡、浮萍；纳差，完谷不化，大便溏者加白术、山药、砂仁。

按语：肝胆实火上炎，口干口苦，又兼外受风邪，瘙痒不止，内外两邪相搏，火灼经络则胸胁胀闷；肝经湿热下注，小便黄赤，大便秘结。肝火上行，治宜清泄，并导热下行；湿热下注，治当清热除湿，尤宜清利。方中龙胆草大苦大寒，上泻肝胆实火，下清下焦湿热，泻火除湿，两擅其功，为君药；黄芩、栀子皆苦寒，入肝胆三焦经，泻火解毒，燥湿清热，助君药加强清热除湿之力，为臣药；木通、泽泻、车前子清热利湿，导湿热从小便出；然肝为藏血之脏，肝经有热，本易耗伤阴血，方用苦寒燥湿，能再耗其阴，故用生地黄，使祛邪而不伤正；肝性喜条达而恶抑郁，火邪或湿热内郁则肝气不舒，且方用苦寒渗利，也能抑其条达，故又用柴胡舒畅肝胆气机以顾肝用，并引诸药归于肝经，以上共为佐药。诸药配伍，共奏泻肝胆实火、清下焦湿热之功。

（3）血虚风燥型

症状：多见于年老羸弱者，皮肤瘙痒，发无定处，夜间尤甚，难以入眠，周身皮肤干燥脱屑，抓痕累累，经久不愈，冬重夏轻，伴倦怠无力，大便艰涩，面色无华，舌质淡、苔薄，脉细无力。

辨证：血虚风燥，肌肤失养。

治法：养血润燥，祛风止痒。

处方：当归饮子加减。

当归 15g	白芍 15g	白蒺藜 10g	生地黄 15g
川芎 10g	防风 10g	荆芥穗 10g	何首乌 10g
黄芪 10g			

加减：瘙痒剧烈者酌加白鲜皮、皂角刺；心悸失眠者加枣仁、柏子仁；神疲乏力者加人参；血虚便秘者倍用当归，加肉苁蓉；皮肤肥厚脱屑者加丹参、阿胶。

按语：年老久病体虚者，气血亏虚，气虚则失于外固，风邪乘隙外袭，血虚则生风，肌肤失养则皮肤瘙痒；气血亏虚可见倦怠无力，大便艰涩，面色无华，舌质淡、苔薄，脉细无力。方中当归调养营血以治其本，寓"治风先治血"之意，为君药；生地黄、白芍、何首乌养血滋阴，黄芪益气固表，四药为臣，以助君药之力；荆芥、防风透散开泄肌表皮毛，疏风祛邪，行气活血；白蒺藜祛风止痒，全方以养血祛风为基调，治其本兼顾其标。

2. 外治法

（1）中药熏洗：适用于无明显抓痕、血痂及皮损无渗出的患者。采用当归、丹参、鸡血藤、白鲜皮、连翘、地肤子、升麻等养血活血、解毒止痒的中药煎剂进行熏洗，每日 1~2 次，每次 20~30 分钟。

（2）中药涂擦：适用于皮肤干燥，甚至肥厚者。可用除湿止痒软膏、樟脑乳膏、肤痔清软膏、羌月乳膏等外擦，以润肤止痒。

（3）针刺治疗：取穴曲池、足三里、合谷、三阴交、血海等相应穴位，用泻法，每日 1 次。

（4）穴位注射：采用当归注射液或丹参注射液等具有养血活血功效的药物进行穴位注射，每日 1 次。

（5）耳穴压豆：取枕部、交感、神门、肺区、肾上腺、膈等，埋豆，两天 1 次。

（四）案例分析

刘某，男，54 岁。

主诉：躯干四肢起疹瘙痒 6 月余。

病史：患者诉 6 个月前，自觉身上微微作痒，热水烫洗后稍缓解，但不久后瘙痒更甚，夜间瘙痒更为明显。患者自行购买"皮炎平""皮康王"等外用，症状无缓解，瘙痒逐渐加重，躯干四肢皮肤干燥，脱屑。今为求中西医结合治疗于我科就诊。既往有"2 型糖尿病"病史，目前服用降糖药物（具体不详），血糖控制不佳，空腹血糖大约在 8~10mmol/L。舌红、苔薄，脉弦细。

现症：躯干四肢瘙痒，搔抓后皮肤疼痛。纳可，夜寐差，大便干，小便尚可。体格检查：四测正常，自动体位，全身浅表淋巴结未触及肿大。专科情况：躯干四肢皮肤干燥，可见细小鳞屑，伴见明显抓痕及血痂。

西医诊断：皮肤瘙痒症。

中医诊断：风瘙痒。

辨证：血虚风燥证。

治法：养血润燥，祛风止痒。

处方：当归饮子加减。

当归 10g	川芎 10g	生地黄 20g	白芍 10g
黄芪 20g	防风 10g	白蒺藜 10g	山药 15g
玄参 15g	玉竹 12g	天花粉 10g	甘草 5g

7 剂，水煎服，每日 1 剂，早晚分服。外治以甘油涂布患处，每日 2~3 次。

复诊：服药 7 剂后复诊：鳞屑明显减少，瘙痒较前明显缓解，效不更方，嘱咐服上方 2 月余，来电告知瘙痒近 1 个月未复发。

按语：中医学对老年皮肤瘙痒症早有记载，《黄帝内经》有"诸痛痒疮，皆属于心"，"邪之所凑，其气必虚"，《证治准绳》有"诸痛为实，诸痒为虚"。《诸病源候论》曰："风瘙痒者，是体虚受风……邪气微，不能冲击为痛，故但瘙痒也"。《医宗金鉴》说血风疮，由肝、脾二经湿热，外受风邪，郁于肺经，日久耗血生火，属火燥血短。《素问·上古天真论篇》曰："（女子）七七，任脉虚，太冲脉衰少，天癸竭，地道不通，故形坏而无子也……（丈夫）七八，肝气衰，筋不能动，天癸竭，精少，肾脏衰，形体皆极"。中医认为本病多因年老体虚，肝肾亏虚，精血不足，虚热内生，灼伤阴液，肌肤失养，以致生风化燥，肌肤干燥，又因老年人气血不足，正虚邪恋，无力抗击邪气，风寒暑湿燥火之邪都可侵袭肌肤，邪与气血相搏于肌表，营卫失调，经络阻滞，肌肤干燥，因邪气气微，不至于为痛，导致皮肤瘙痒不止。又因饮食失节，嗜烟酒及过食辛辣肥甘厚味，导致脾胃运化失常，内生湿热，滞于肌肤而加重瘙痒，使病程迁延难愈。当归饮子的主要功用是益气固表，滋阴凉血，祛风止痒，活血化瘀，清热解毒。本方由四物汤加荆芥、何首乌、甘草、黄芪、防风、白蒺藜组成。方中当归调养营血以治其本，寓"治风先治血"之意，实为君药；生地黄、白芍、何首乌养血滋阴，黄芪益气固表，四药为臣，以助君药之力。荆芥、防风透散开泄肌表皮毛，疏风祛邪；川芎、芍药行气活血，白蒺藜祛风止痒，诸药为佐；甘草调和诸药为使药。诸药配合，养血滋阴，益气固表而不留邪，疏散风邪而不伤正，有补有散，标本兼顾。而患者有糖尿病病史，考虑某些内分泌疾病亦可引起皮肤瘙痒，故方中加玉竹、天花粉、玄参以养阴生津，益气清热以助缓解瘙痒。

（五）临证经验

中医外科临证之要在辨证、立法、处方、用药诸端，辨证宗八纲而衍六经、卫气营血、三焦、脏腑、经络等，立法处方虽变化万千，然终不离辨证之旨，辨证关键在审证求因，探病求本。皮肤病中医辨治涵盖于外科诸病，虽因机证治有别，然不越其藩篱。审证求因，辨证论治过程正如《素问·至真要大论篇》之说"必伏其所主，先其所因"，证治多样，诚细究病机演变，仍超不出"风、湿、热"之轨范，此乃皮肤病中医辨治审因之大方向，正如"知其要者，一言而终，不知其要，流散无穷"之理。

皮肤所患之"风"有内外之别，皮肤之所患"湿"有有形和无形之分，皮肤所患之"热"，有湿久而蕴之，有素体而得之，有七情而化之，有热之极则成火，火热盛则成毒。以上所述，明皮病因机造化之理路，可执证候万千变化之牛耳，抓风湿热之机，游刃有余矣。

今人体质以湿热为主，皮肤疾患尤多。湿热病机，单纯除湿或清热较易，然湿热多胶着难解，单清热有蕴湿之患，单燥湿有助热之弊。要解湿热之难有三：其一，当理清湿热造化之机，"造"谓之来，"化"谓之去。《丹溪治法心要》云："湿之为病，有自外入者，有自内出者"，《湿热病篇》所言："湿热之邪由口鼻饮食入者十之八九"，因而杨志波教授认为外感湿热之邪，嗜食肥甘生冷，是成湿热之外因，而劳倦内伤，脾失健运，水谷精微不得敷布，内聚成湿，郁而化热，是为湿热之内因，二者相互影响。湿热郁于中焦，内不得化，上下不得宣降，必泛溢肌表，而生皮肤湿热癣疮，此为湿热造化之机。其二，给湿热之邪以出路，《素问·汤液醪醴论篇》中关于水湿患病提出"六腑以通为顺""开鬼门，洁净府，去苑陈莝"的观点，即发汗、通腑、利小便三条途径，然有形之湿可以通利，无形之热不能速解，更何况湿热缠绵。杨志波教授认为湿热去得分步进行，清热在先，通腑次之，除湿在后。清热必用大剂量生石膏、滑石之类，以釜底抽薪，凉遏沸腾之湿热；待热势退却，继以行气通腑之生大黄、厚朴、枳壳，既荡涤肠胃积滞，又有利湿热下泻；待有形积滞稍减，再以辛香、苦温、淡渗之品消散无形湿气，如麻黄、佩兰、藿香、淡豆豉、白芥子宣散肌表之湿，黄柏、苍术、苦参、陈皮燥化三焦之湿，猪苓、茯苓、泽泻、车前草渗利肠胃之湿。其三，绝湿热生化之源，主要在慎起居饮食，起居有常，饮食有节，不妄作劳，杜绝内外湿邪生化之源。

（六）零金碎玉

湖湘皮科流派在治疗皮肤瘙痒症的多年临证经验中，不断积累经验，在治疗皮肤瘙痒症中运用药对方面有独特见解。

1. 竹叶、生石膏

生石膏性凉而散，有透气解肌之用，为清泄肺胃气分实火之要药；竹叶淡寒，入营分，长于清心泻火以除烦。瘙痒性皮肤病后期，余热未清，津液已伤，投以竹叶、生石膏，可清解气分实火，涤荡血分余热，又竹叶甘淡，有生津之效，一清一养，清热而不伤阴，培正而又透邪。

2. 柴胡、黄芩

皮肤瘙痒不已，搔抓不可缓解，表明病邪游走于半表半里之间，黄芩清泄中焦实火，除脾家湿热，得柴胡和解表里，一表一里，共奏清透风热、散邪止痒之功。

3. 丹参、牡丹皮

丹参与牡丹皮两药，一静一动，一补一泻，丹参祛瘀生新，牡丹皮行血滞，滞去则郁热自解。两者合用，血热可清，血瘀得化，又无伤血之弊，对于血热内蕴，气血不和，经络不通之皮肤瘙痒疗效明显。

4. 白鲜皮、苦参

白鲜皮禀天地阴寒清燥之气，降多升少，祛风化湿治在外。苦参味苦，性寒，味浊，除湿导热，又有利尿之效，导心与小肠之火从小便出。两者合用，治湿邪为患之瘙痒性皮肤病，白鲜皮燥湿在外，苦参利湿在内；白鲜皮祛风散邪在表，苦参清热泻火在里。一里一外，共奏清热燥湿、祛风止痒之功。

"瘙痒顽癣"病久多风，风为百病之长，其在慢性瘙痒的形成过程至关重要。《诸病源候论》云："干癣、湿癣、白癣、顽癣诸候皆因风热。"探讨"多风"病机，首先从该类病症的特点来讲，慢性瘙痒必致患者搔抓无度，日久破坏皮肤屏障，皮肤津液易散，致使内外之门户洞开。其外，肌表易感受风邪，形成风热风寒束表，进而内犯脏腑经络；其内，病久必暗耗营阴，营阴既亏，亢阳躁动，肌肤失养，终必成内外合邪，风客肌肤，发而为痒，风再兼夹湿、热、燥、虫、虚、瘀，必致瘙痒无度，缠绵难愈。治风之要在四端：固表疏风、潜阳息风、养血祛风、剔邪搜风。常用荆芥、防风、蝉蜕、浮萍、黄芪、白术、桂枝、麻黄以疏风固表；用生龙骨、生牡蛎、磁石、石决明以潜阳息风；用熟地黄、当归、白芍、何首乌、枸杞子以养血润肤祛风；用僵蚕、地龙、蜈蚣、全蝎、乌梢蛇、蕲蛇等虫类药以搜风剔邪。同时配合祛湿、清热、杀虫、凉血、化瘀之药，共奏治风止痒之功。

（七）专病专方

杨氏消风散

杨氏消风散组方立意特点有三：其一是立足皮肤病"风、湿、热、血"之基本病机，疏风以卫外，清热以安内，除湿以祛邪，养血以固本。其二是治则以祛风为主，兼以祛湿、清热、养血，于祛邪之中兼顾扶正，相辅相成，除湿则热随之泻而湿热得解，养血则风随其灭而瘙痒自除。其三是体现了"治风先治血，血行风自灭"的皮肤病论治思想。在治疗瘙痒性皮肤病时，强调抓住"风邪致病"的核心病机，将杨氏消风散应用于皮肤瘙痒症疾病中。

处方：荆芥 10g　　防风 10g　　苦参 10g　　黄芩 10g
　　　白鲜皮 15g　牡丹皮 6g　　丹参 10g　　生地黄 15g
　　　薏苡仁 20g　山药 20g　　茯苓 15g　　泽泻 10g
　　　柴胡 6g　　　白芍 10g　　甘草 5g

（八）问诊路径

瘙痒出现的时间、部位→有无原发性皮损→进行过何种治疗，效果如何→缓解及加重的因素是什么→是否有过敏性鼻炎及皮炎病史→是否有糖尿病、肝病、肾病等内科病史→是否有类似家族史。

第十节　黄褐斑

（一）疾病认识

黄褐斑是一种获得性色素沉着性皮肤病，由黑色素在皮肤异常沉积所致。表现为局限性黄褐色或淡褐色皮肤色素沉着斑对称分布于面颊两侧，无明显自觉症状。好发于中青年女性。黄褐斑病因复杂，目前认为本病的发生与紫外线照射、化妆品的滥用、妊娠、内分泌紊乱、口服避孕药、过度疲劳、种族及遗传等相关。目前，西医治疗黄褐斑，主要包括药物治疗和光学技术两个方面。药物主要是通过干预黑色素代谢的某个环节，抑制黑色素的生成，从而达到治疗黄褐斑的目的，常用的药物有络氨酸酶抑制剂（如氢醌、熊果苷等）、还原剂（如维生素 C 及其衍生物等）、化学剥脱剂（果酸等）、遮光剂（如各种物理、化学防晒剂）等，美容激光亦广泛应用于黄褐斑的治疗。中医通过辨证论治对黄褐斑进行治疗，亦取得不错疗效。但临床上，将各种方法联合运用，所取得的效果更佳。

（二）辨证思路

中医认为本病病因、病机复杂，其形成与肝、脾、肾三脏功能失调关系密切。如情志不畅，忧思抑郁，肝失调达，肝郁气滞，郁久化热，灼伤阴血，致使颜面气血失和而发病；或冲任失调，肝肾不足，水火不济，虚火上炎所致；或饮食不节，劳倦过度，偏嗜五味，脾土乃伤，健运失常，水湿内停上泛，气血不能润泽于颜面，故色尘垢，萎暗不华；或房劳过度，伤及阴精，肾阴不足虚火上炎，以致肤失所养，或肾阳不足，阴气弥散，肾之本色泛于颜面而成。

（三）治疗方案

1. 内治法

肝、脾、肾三脏功能失调是引起本病的主要原因，治疗多从肝、脾、肾三脏论治，把黄褐斑分为 3 种基本证型：肝郁气滞证、脾虚湿蕴证、肝肾阴亏证。另外，"无瘀不成斑，有斑必有瘀"，认为血瘀亦是本病的重要病机，故治疗时，多配以活血化瘀药。

（1）肝郁气滞证

治法：疏肝解郁，调和气血。

处方：柴胡 10g　　白芍 10g　　赤芍 10g　　当归 10g
　　　川芎 6g　　　白芷 12g　　冬瓜子 10g　丹参 10g
　　　白茯苓 10g　白术 10g　　甘草 3g

加减：胁胀胸痞，烦躁易怒者加香附、牡丹皮、栀仁；月经不调者，加女贞子、旱莲草；乳房胀痛加延胡索、青皮；夜寐欠安者，加酸枣仁、茯神。

（2）脾虚湿蕴证

治法：健脾益气，化湿祛斑。

处方：党参 15g　　白术 10g　　白莲 10g　　白茯苓 15g
　　　怀山药 15g　薏苡仁 30g　白扁豆 10g　砂仁 6g
　　　陈皮 6g　　　红花 5g　　　甘草 3g

加减：脘腹闷胀者加大腹皮、厚朴；月经不调加当归，益母草。

（3）肝肾阴亏证

治法：滋补肝肾，养颜祛斑。

处方：熟地黄 15g　　山茱萸 10g　　茯苓 15g　　牡丹皮 10g

　　　红花 6g　　　　丹参 10g　　　泽泻 10g　　女贞子 10g

　　　旱莲草 10g　　　甘草 3g

加减：枸杞子、菟丝子；失眠多梦、五心烦热者加地骨皮、柏子仁。

2. 外治法

湖湘皮科流派外治黄褐斑亦多运用活血化瘀药，善用花类药物，并结合现代药理研究选用对黑色素生成有抑制作用的药物。

（1）经验方：当归 20g，白芷 20g，白术 20g，桃仁 20g，红花 20g，桃花 20g，玫瑰花 20g，研粉，蜂蜜调，外敷。

（2）二白药膏外涂，还可选择玉容散或云苓粉擦面、密陀僧散外搽等。

（3）中药石膏倒模治疗。

（四）案例分析

彭某，女，40 岁。

主诉：颜面黄褐色斑片 3 年余。

病史：3 年前颜面部出现小片状黄褐色斑块，斑块逐渐增大，曾于某医院就诊，予以氢醌霜外搽，并行激光治疗，斑块明显消退，但不久后又复发加重。

现症：平素烦闷易怒。颜面黄褐色斑片，伴月经不调，经色暗，有血块，胁胀胸痞，心烦，口干，纳差，夜寐差。T 36.9 ℃，P 73 次 / 分，BP 120/80mmHg。自动体位，全身浅表淋巴结未触及肿大。双颧骨及两颊部可见黄褐色斑块，压之不褪色，伴有毛细血管扩张。舌暗红、苔薄黄，脉弦滑。

西医诊断：黄褐斑。

中医诊断：黄褐斑。

辨证：肝郁气滞证，兼有血瘀。

治法：疏肝理气，活血消斑。

处方：柴胡 6g　　　　川芎 10g　　　白芍 10g　　　当归 10g

　　　白术 15g　　　　薏苡仁 20g　　山药 15g　　　白茯苓 15g

　　　黄芩 10g　　　　淡豆豉 10g　　冬瓜子 15g　　红花 3g

　　　甘草 5g　　　　　酸枣仁 15g

7 剂，水煎服，每日 1 剂，早晚分服。配合自制药二白药膏外用，日 2~3 次。

复诊：自觉面部颜色变淡，余可。效不更方，故守原方半月，患者服药后面部褐色斑块面积减少，颜色变淡。

按语：患者平素急躁易怒，肝失条达，致肝郁气滞，郁久化热，灼伤阴血，致使颜面气血失和，故见满面色斑。肝之疏泄功能失常，烦躁易怒。肝郁化火，则见口干。肝失疏泄，木不疏土，脾失健运，则见纳差；肝脾不调，故见月经不调。"久病必瘀"，故见经色暗，有血块。舌暗红、苔薄黄，脉弦滑，皆属肝郁气滞，兼有血瘀之象。故治疗以疏肝解郁，调和气血为原则。方中柴胡疏肝解郁，以使肝气条达，川芎味辛气雄，主入肝胆，能疏肝开郁，行气活血，共为君药。白芍滋阴柔肝，当归养血活血，二味相合，养肝体以助肝用，兼制柴胡、川芎疏泄太过，为臣药。白术、白茯苓、甘草、薏苡仁、山药健脾益气，使运化有权，营血生化有源，同时白术、白茯苓又体现了"以色治色"理论，黄芩清泄肝之郁热，淡豆豉清心除烦，酸枣仁养心安神，红花活血化瘀，冬瓜子调节免疫，共为佐药。甘草调和药性，兼作使药。纵观全方，其一，辛散入肝理气药中加入养血柔肝，活血畅脉之品，疏肝之中兼以养肝，理气之中兼以活血；其二，加入健脾益气之药，使运化有权，营血生化有源，脾土得以荣木；其三，体现"以色治色"理论，运用白色药物治疗色素性皮肤病。全方合用，共奏疏肝理气、活血消斑之功。

（五）临证经验

湖湘皮科流派治疗黄褐斑强调"无瘀不成斑，有斑必有瘀"，运用活血化瘀法治疗黄褐斑疗效显著。

1.病因病机

《诸病源候论》云："面黑皯者，或脏腑有痰饮，或皮肤受风邪，皆令血气不调，致生黑皯。"黄褐斑多因脾虚失健，不能化生精微，气血两亏，肌肤失养，湿热熏蒸而成；或肾水不足，不能制火，以致水火不济，虚火上炎，虚热内蕴，郁结不散，阻于皮肤所致；或肝郁气滞，情志不畅，气郁化热，血瘀于面，灼伤阴血，以致颜面气血失调，不能养肤。

2.辨证论治

（1）肝肾不足证

面部色斑，斑色黄暗；头目晕眩，腰膝酸软，月经量少，月经先期，手足心热，虚烦不得眠，目涩便干；舌红、苔薄白，脉细弦。肝肾阴血不足，肾阴亏损，阴精亏虚，肌肤失养，不能上荣于面部，故面部色斑黄暗。头目眩晕，腰膝酸软，为肾虚阴亏，清空失养，肾腑失济之征。阴虚而生内热，虚火内治，故见手足心热、虚烦不得眠、目涩便干。舌红、苔薄白，脉细弦为阴虚所致。治宜滋阴补肾，调和气血。

处方：以六味地黄丸加减。

益母草 15g	当归 10g	丹参 15g	熟地黄 20g
山药 20g	山茱萸 15g	泽泻 10g	茯苓 15g
牡丹皮 15g	女贞子 15g	白芍 10g	

方中以熟地黄、女贞子滋养肾阴、填精补髓为主；山茱萸养肝肾而益精固肾、收敛虚火；山药补脾而摄精微，使脾气健运而肾精有源；益母草、当归、丹参养血活血消斑；白芍疏肝敛肝；泽泻通利水道，以防熟地黄滋腻；牡丹皮清泻虚火、以助山茱萸之功；茯苓渗湿健脾、以强山药之用。肾阳虚重加菟丝子、淫羊藿补阳壮肾。

（2）肝郁气滞证

面部色斑，时深时淡，每随经临而加重；伴性情急躁，心烦不舒，喜叹息；舌红苔薄，脉弦。肝气不畅，情志不遂，疏泄失调，故性情急躁、心烦不舒；气血相悖，气血不能上荣于面而生斑。治宜疏肝理气，调和气血。

处方：逍遥散合桃红四物汤加减。

益母草 30g	柴胡 9g	当归 10g	白芍 10g
栀子 9g	香附 9g	生地黄 10g	牡丹皮 6g
丹参 20g	红花 9g	川芎 9g	甘草 6g

益母草活血化瘀、祛瘀生新，川芎、红花、丹参活血化瘀行气，当归、白芍柔肝养血补血，柴胡、香附疏肝理气，生地黄、栀子、牡丹皮清热凉血、活血散瘀，甘草益气健脾、调和气血。

（3）脾虚湿热证

面部色斑，苍暗不泽，脘腹胀痛，神疲乏力，四肢困重，便秘溲赤；舌淡苔薄，脉濡数。脾为后天之本，主运化，若饮食不节或忧思过虑伤脾，脾气不足，运化失调，故脘腹胀痛、神疲乏力、四肢困重；脾气不运，湿热内蕴，故便秘溲赤；脾失运化，水湿内蕴，以致气血不荣于面而水湿之气上犯于面，故黄褐斑生成。治宜清热化湿，健脾益气。

处方：除湿胃苓汤加减。

党参 10g	黄芪 10g	白术 10g	山药 10g
黄柏 10g	黄芩 10g	茯苓 15g	泽泻 10g
薏苡仁 25g	当归 10g	川芎 12g	

方中以党参补血健脾，当归、川芎活血化瘀，黄芪、白术、山药以补脾胃

之气，黄柏、黄芩清热利湿，茯苓、薏苡仁利水渗湿健脾，泽泻利水渗湿。皮损久不能消退加红花、益母草、丹参。

（4）气血亏虚证

斑色浅褐，晦暗无光泽，肤色苍白，伴有头晕目眩，倦怠乏力，唇爪苍白无华，月经量少或闭经。舌淡、苔薄白，脉细弱。久病不愈，耗伤气血，或脾胃虚弱，不能健运水谷，生化气血，以致气血两虚。气虚则清阳不展，血虚则脑失所养，故有头目眩晕、倦怠乏力、唇爪苍白无力；气血日久亏虚，不能上荣于面，故渐生黄褐斑。治宜益气养血，活血化瘀。

处方：用桃仁四物汤合归脾汤加减。

益母草 30g	红花 6g	桃仁 6g	川芎 10g
黄芪 10g	当归 10g	党参 10g	白术 10g
茯神 15g	甘草 6g		

益母草、桃仁、红花以活血祛瘀为主，当归助活血之力而补血，党参、白术、茯神健脾安神，川芎活血行气，黄芪益气生血，甘草调和气血。气虚湿盛，加泽泻、炒白扁豆，气虚及阳兼见畏寒肢冷等阳虚症加桂枝、干姜等。

（六）零金碎玉

黄褐斑是颜面色素增生性皮肤病，以面部对称性呈蝴蝶状黄褐色斑片为特征。中医名为"面尘""鼾黑斑"。正如《医宗金鉴·外科心法要诀·黧黯》曰："此证名为鼾黑斑，初起如尘垢，日久似煤形，形枯不泽，大小不一，小者如粟粒赤豆，大者似莲子、芡实，或长，或斜，或圆，与皮肤相平，由忧思抑郁，血弱不华，火燥结滞而生面上。"

（七）专病专方

本病还有三型多见：①气滞血瘀证：治宜理气活血化瘀，方用桃红四物汤加减；②痰湿内蕴证：治宜健脾利湿化痰，方用二陈汤、益黄散合裁；③肝郁内热证：治宜清热疏肝，方用丹栀逍遥散加减。欧老提出"以色治色"理论即依据中医"天人相应""取类比象"的原理，结合现代系统科学、全息医学等基本理论，以皮损颜色相反的有色药物来治疗色素障碍性皮肤病的一种方法。经过实验与临床研究，祛斑合剂用于黄褐斑有显著治疗效果。

（八）问诊路径

发病时间→有无怀孕等诱发因素→平时如何护肤→所用何种治疗，效果如何→检查（实验室检查、皮肤镜等）。

第十一节　斑秃

（一）疾病认识

斑秃是一种常见的炎症性、非瘢痕性脱发，表现为头发突然发生边界清晰的圆形斑状脱发，脱发区皮肤正常，大多无自觉症状。可发生于任何年龄，多发于青壮年，是一种临床常见的累及头发的慢性炎症性疾病。

中医古籍称本病为"鬼剃头"或"油风"。斑秃的发病或因血虚不能随气荣养皮肤，以致毛孔开张，风邪乘虚侵入，风盛血燥，发失所养而成片脱落，如《医宗金鉴·外科心法要诀》云："此证毛发干焦，成片脱落，皮红光亮，痒如虫行，俗名鬼剃头。由毛孔开张，邪风乘虚袭人，以致风盛燥血，不能荣养毛发。"《诸病源候论》载："人有风邪在头，有偏虚处，则发秃落，肌肉枯死。或如指大，发不生，亦不痒，故谓之鬼舐头。"或因情志抑郁，肝气郁结，过分劳累，有伤心脾，气血生化不足，发失所养而致；或因肝肾不足，经血亏虚，发失所养等原因引起，有《外科正宗·油风》云："油风乃血虚不能随气营养肌肤，故毛发根空，脱落成片。"

西医上，本病病因尚不明确，可能与遗传、情绪、应激、内分泌失调、自身免疫因素有关。

（二）辨证思路

临床上治疗脱发，应先分清是生理性或是病理性脱发，甚至某些内分泌疾病或药物中的免疫抑制剂亦可导致头发脱落；其次辨明虚实。该病辨证论治，医家各异，分型较多，杨志波教授将临床常见证型分为肝肾不足、血热风燥、肝郁气滞、气血亏虚、脾胃湿热五种。据斑秃病因病机，杨志波教授认为治疗本病以调补肝肾，通畅气血，养血生发为主，应注意内治与外治相结合，标本兼顾，才能达到较好的治疗效果。

（三）治疗方案

1. 内治法

（1）肝肾不足型

症状：病程日久，平素头发焦黄或花白，发病时头发大片脱落，甚至全部头发脱光，或者全身毛发脱落；伴头昏眼花，耳鸣，腰膝酸软。舌质淡、少苔，脉沉细。

辨证：肝肾不足，经血亏虚。

治法：滋养肝肾，固本生发。

处方：斑秃 1 号方。

何首乌 10g	茯苓 10g	川牛膝 10g	当归 10g
枸杞子 10g	菟丝子 10g	补骨脂 10g	熟地黄 10g
女贞子 10g	白芍 10g	桑椹 10g	甘草 5g

加减：偏阳虚者，加补骨脂、巴戟天；偏阴虚者，加女贞子、旱莲草；失眠多梦者，加益智仁、酸枣仁。可配合服七宝美髯颗粒（丸）。

按语：此型多见于病程日久，肝肾不足，经血亏虚，发失所养，故见头发焦黄或花白，头发脱落或者全身毛发脱落。肝肾亏虚故见头昏眼花，耳鸣，腰膝酸软。方中何首乌补肝肾，益精血，用量独重，为君药；菟丝子、枸杞子滋肾益精，助何首乌以壮水；当归养血和血，配何首乌增强补血之功；牛膝补肝肾，强筋骨；补骨脂助命门之火而暖丹田，共为辅药；茯苓益心气，交心肾，下行而渗脾湿，为佐药。

（2）血热风燥型

症状：突然成片脱发，常偶尔发现，或头皮发热微痒，伴心烦易怒，焦躁不安。舌质红、苔薄，脉弦。

辨证：血虚风燥，发失所养。

治法：凉血散风，养血生发。

处方：斑秃 2 号方。

生地黄 30g	当归 10g	赤芍 10g	荆芥 10g
苦参 10g	白蒺藜 10g	知母 10g	生石膏 15g
牡丹皮 10g	桑叶 10g		

加减：失眠者，加石决明、磁石；瘙痒剧烈者，加白鲜皮、白僵蚕。

按语：此型多见于热邪入血导致阴血不能滋养，故见头发脱落或者全身毛发脱落。血热风燥故见心烦易怒，焦躁不安。方中重用生地黄以清热凉血，滋阴润燥，佐以当归补血，即补已伤之阴血，又防苦寒渗湿之品伤阴血，且达"治风先治血，血行风自灭"之意，为君药；风邪易于化热，故用石膏、知母清热泻火，荆芥疏风止痒，透邪外达，苦参清热利湿，为臣药；牡丹皮、赤芍佐以生地黄清热凉血，为佐药。

（3）肝郁气滞型

症状：病程较长，常有精神因素，脱发处头皮可有刺痛感；伴胸胁胀痛，失眠多梦；舌质暗有瘀点瘀斑，脉弦细或涩。

辨证：肝失疏泄，气血逆乱，发失血荣。

治法：疏肝解郁，活血生发。

处方：斑秃3号方。

柴胡10g	川芎10g	香附10g	枳壳10g
芍药10g	陈皮6g	甘草6g	女贞子10g
墨旱莲10g			

加减：头痛明显者，加丹参、白芷；失眠多梦者，加珍珠母、磁石、夜交藤。可配合服加味逍遥丸。

按语：此型多见于肝气郁结，气血不畅，故见发落。肝郁气滞故见胸胁胀痛，失眠多梦。方中柴胡条达肝气而疏郁结，为君药。香附长于疏肝行气止痛，川芎能行气活血、开郁止痛，二药共助柴胡疏肝解郁，且有行气止痛之效，同为臣药。陈皮理气行滞；枳壳行气止痛以疏肝脾；芍药养血柔肝，缓急止痛，与柴胡相伍，养肝之体，利肝之用，且防诸辛香之品耗伤气血，俱为佐药。甘草调和药性，与芍药相合，则增缓急止痛之功，为佐药。诸药共奏疏肝解郁、行气止痛之功。

（4）气血亏虚型

症状：多在病后或产后发病，头发呈斑片状脱落，渐进性加重，毛发枯槁，触摸易脱；伴面色不华，心悸失眠，气短懒言，倦怠乏力。舌质淡，脉细弱。

辨证：气血亏虚，发失所养。

治法：益气补血生发。

处方：斑秃4号方。

人参10g	白术10g	白茯苓10g	当归10g
川芎10g	白芍10g	熟地黄10g	甘草6g

加减：心悸失眠者加五味子、百合、柏子仁；毛发干枯者加何首乌、黄精、桑椹；倦怠乏力明显者加黄芪。可配合服十全大补丸。

按语：此型多见于气血亏虚，不能濡养头面，故见发落。气血亏虚故见面色不华，心悸失眠，气短懒言，倦怠乏力。方中人参与熟地黄为君药，人参甘温，大补五脏元气，补气生血，熟地黄补血滋阴。臣以白术补气健脾，当归补血和血。佐用茯苓健脾养心；芍药养血敛阴；川芎活血行气，使补而不滞；炙甘草益气和中，煎加姜枣，调和脾胃，以助气血生化，共为佐使。诸药相合，共成益气补血之效。

（5）脾胃湿热型

症状：恣食肥甘厚味，头发稀疏或脱落，头发油亮黏腻，伴有淡黄色鳞屑油腻，瘙痒。舌质红、苔黄腻，脉滑数。

辨证：脾胃湿热，上蒸头皮。

治法：清热利湿，健脾生发。

处方：斑秃 5 号方。

升麻 10g	黄连 10g	当归 10g	丹皮 10g
生地黄 10g	茯苓 10g	薏苡仁 20g	白术 10g
泽泻 10g	甘草 6g		

加减：头发油腻甚者，加山楂；瘙痒甚者，加苦参。

按语：此型多见于恣食肥甘厚味，伤胃损脾，致使湿热上蒸巅顶，侵蚀发根，发根渐被腐蚀，故见发黏腻而脱落。方中黄连为君，直折胃腑之热；臣以甘辛微寒之升麻，一取其清热，二取其轻清升散透发，可宣达郁遏之伏火，达"火郁发之"之意；黄连得升麻，降中寓升，则泻火而无凉遏之弊，升麻得黄连，则散火而无升焰之虞。阳明乃多气多血之经，胃热伤及阴血，故以生地黄凉血滋阴，牡丹皮凉血清热，皆为臣药。当归养血活血，合生地黄滋阴养血，合牡丹皮消肿止痛。茯苓、薏苡仁、白术、泽泻均有利水渗湿健脾的功效。甘草补脾和中，调和诸药。

2. 外治法

（1）生姜（新鲜生姜更佳）切片，擦患处，擦至有灼热感为好，或挤生姜汁外涂，每日 3 次。

（2）选用 10% 补骨脂酊、10% 辣椒酊外擦，每日 2 次。

（3）海艾汤，先熏，待温用布蘸洗，每日 2 次。

（4）体针

1）辨证取穴：血热证，取风池、血海、足三里；血瘀证，取太冲、内关透外关、三阴交、膈俞；血虚证，取肝俞、肾俞、太溪、血海、三阴交。

2）循经取穴：主穴，取足三里、三阴交；配穴，取头维、足临泣、侠溪、昆仑、太冲、太溪。手法实证泻之，虚证补之。针刺得气后留针 30 分钟，2 日 1 次，10 次为 1 个疗程。

3）围刺法：脱发区皮肤常规消毒后，用 32~35 毫针，呈 15° 斜刺入脱发区四周，留针 30 分钟，其间捻转 3~5 次，2 天 1 次。

（5）梅花针

主穴：阿是穴（斑秃区）；配穴：两鬓脱发加头维，头顶加百会、前顶、后顶；痒重加风池、风府；失眠加安眠，肾虚加肾俞、太溪。手法中等刺激，每日或隔日1次，每次10分钟，14次为1个疗程。

（四）案例分析

刘某，男，48岁，2009年6月15日初诊。

主诉：头顶及枕后部成片脱发10个月余。

病史：10个月前到乡下割禾时，右手中指不慎被毒蛇咬伤，其后不久发现脱头发，曾外涂"章光101"、内服养血生发胶囊及维生素C等，效果不佳。伴胸胁痞满，食欲不振，口苦咽燥，夜梦频多，小便黄。专科检查：头顶部、枕后部多处大小不等的圆形或椭圆形脱发区，脱发区头皮油腻光滑凹陷，上覆少许纤细绒毛。舌边尖红、苔厚腻，脉滑数。

西医诊断：斑秃。

中医诊断：油风。

辨证：肝失疏泄，气血逆乱，发失血荣。

治法：疏泄解郁，养血祛风。

处方：方选柴胡疏肝散加减。

柴胡8g	枳实8g	生地黄20g	陈皮8g
白芍15g	天麻6g	羌活6g	川芎30g
当归15g	白芷6g	甘草10g	

水煎服，每日1剂，连服10剂。辅以梅花针叩刺，每周3次。

2009年6月25日二诊，胸胁痞满，食欲不振，口苦咽燥，夜梦频多，小便黄，舌边尖红、苔厚腻，脉滑数。

处方：龙胆泻肝汤化裁。

龙胆草15g	柴胡8g	黄芩12g	生地黄20g
车前子15g	泽泻12g	木通6g	当归15g
白蒺藜30g	僵蚕10g	川芎10g	菊花12g
川牛膝15g	白芷6g	山栀子15g	甘草10g

7剂。辅以皮肤针叩刺，每周1次。外涂红灵酊，每日2次，每日1剂，水煎服。

2009年7月3日三诊，斑秃之光滑皮损处可见发根突起，软而细，患者无胸胁痞满感、口苦，微觉疲乏腰酸，夜梦仍多，小便黄。舌质淡、苔薄黄，脉细弦。

处方：

熟地黄10g	枸杞子15g	菟丝子15g	桑椹15g

| 旱莲草 10g | 夜交藤 30g | 当归 10g | 生黄芪 30g |
| 白芍 15g | 天麻 6g | 羌活 6g | 川芎 10g |

水煎服，每日 1 剂，连服 10 剂。

2009 年 7 月 18 日四诊，15 剂后脱发处绒毛密布，亦不见光亮头皮，嘱继服 15 剂，隔日服 1 剂。

按语：斑秃是成片头发迅速脱落而无其他异常皮肤表现的一种皮肤病，是皮肤科的常见病、多发病。中医有"油风""鬼剃头"之称。本例患者因受惊吓后，情志抑郁，肝失疏泄，气血逆乱而脱发，治疗以疏肝解郁、养血祛风。

方中柴胡、枳实、陈皮、当归疏肝理气；川芎为血中之气药，引药上行；白芍、天麻、羌活、生地黄、白芷柔肝养血，兼以祛风；甘草调和诸药。二诊时患者口干口苦，表现为一派肝胆湿热之征，方改龙胆泻肝汤加减，并辅以皮肤针叩刺、红灵酊外涂，刺激局部皮肤，起到活血化瘀的作用。三诊时，湿邪已除，拟神应养真丹加减。气血失和也与本病的发生有密切关系。"治风先治血，血行风自灭"，在斑秃治疗中着重以"滋补肝肾，养血祛风"为治疗原则。在整个治疗过程中，抓住患者以毒蛇咬伤受惊吓而发病这一细节，先治其标，后固其本，辨证严整，用药及时到位。

（五）临证经验

斑秃分为三期：进展期，静止期，恢复期。进展期脱发区边缘头发松动，容易拔出。拔出头发在显微镜下观察，可见毛干近端萎缩，呈上粗下细的惊叹号样。静止期脱发区边缘头发不再松动，3~4 个月后进入恢复期。恢复期新毛发长出，最初为细软、色浅的绒毛，逐渐增粗，颜色变深，最后完全恢复。

湖湘皮科流派经验认为从阳气入手治疗斑秃收到较好效果。肝藏血，"发为血之余"，肾藏精，"其华在发"，肝肾不足、精血亏虚，发失濡养则发为斑秃。多以补益肝肾为治疗原则。生发譬如草木生长，土壤贫瘠，需补充水分、养分，精血为头发的物质基础，故须补益肝肾；土地干结，水分、养分运输不畅，适度翻耕有利生长，故应理气活血通络；然而草木生长更离不开阳光，即对应人之阳气。《素问·生气通天论篇》云："阳气者，若天与日，失其所，则折寿而不彰。故天运当以日光明，是故阳因而上，卫外者也……凡阴阳之要，阳密乃固……"头发的生长依靠精血的濡养，更离不开阳气的温煦和固摄作用。头为诸阳之会，阳气足，则发密有光泽，阳气虚，则发落而枯槁。《素问·天元纪大论篇》云："君火以明，相火以位。"肾阳是一身阳气之根本，心阳是气血运行的原动力，故从阳论治斑秃多从心肾之阳着手。临床工作中，在斑秃的其他证型中加以补阳药物也可取得不错的效果。

中医认为，本病的发生与肝肾关系密切。《黄帝内经》有云："女子七岁，肾气盛，齿更发长……五七，阳明脉衰，面始焦，发始坠……丈夫八岁，肾气实，发长齿更……五八，肾气衰，发落齿枯。"中医还很早认识到不良的社会人文环境或精神刺激可以导致疾病的发生。《素问·阴阳应象大论篇》就有怒伤肝，喜伤心，思伤脾，忧伤肺，恐伤肾的记载。《黄帝内经》有"夫百疾之始生，皆生于风雨寒暑、阴阳喜怒、饮食居处"论述，将人生的喜怒情志变化作为病因之一概述。古人认为环境及情志精神刺激可导致人体气机的改变，影响人体的气血生化运行及津液的输布，影响人体五脏六腑正常的生理功能，从而导致疾病的发生。在斑秃治疗中从疏肝结合补肾论治，结合心理疏导，调畅情志，可取得不错效果。

（六）零金碎玉

湖湘皮科流派治疗斑秃用药规律总结如下。

1. 附子、桂枝

附子味辛甘，药性热，归心、脾经。具有回阳补火、散寒去湿的功效，能通行十二经、逐寒祛湿止痛，通利关节；桂枝味辛甘，药性温，归心、肺、膀胱经，具有发汗解肌、温经通脉的功效，能温经散寒、横通枝节。两者相配，可以增强温通经脉、驱寒止痛的功用。杨志波教授用的补阳生发汤，方中重用桂枝、附子温补心肾，固发生新。

2. 女贞子、旱莲草

女贞子味甘苦，性平，入肝、肾经，能滋养肝肾、强健筋骨、乌须黑发；旱莲草味甘酸，性寒，入肝、肾经，能益肾养血、凉血止血、乌须黑发。女贞子冬至之日采，旱莲草夏至之日收。二药伍用，有交通季节、顺应阴阳之妙用。二药均入肝、肾两经，相须为用，互相促进，使补肝肾、强筋骨、清虚热、疗失眠、凉血止血、乌须黑发之力增强。

3. 香附、郁金

香附味辛、微苦、微甘，归肝、脾、三焦经，能疏肝解郁，调经止痛，理气调中；郁金味辛、苦寒，归肝、胆、心经，能活血止痛，行气解郁，清心凉血，利胆退黄。香附能通十二经，行血中之气，为调气解郁之要药。然香附行气有余，而活血之力不足，必得郁金之性味辛香能活血祛瘀，行气开郁以为助，则作用更为显著。盖香附行气以活血，郁金则活血以行气，二者合用，相辅相成，大能疏肝解郁，活血理气，对治疗肝气郁结引起的斑秃有着疏肝理气解郁的功效。

4. 柴胡、白芍

柴胡味苦辛、微寒，归肝、胆经，能解表退热，疏肝解郁，升举阳气；白芍味苦、酸，微寒，归肝、脾经，能养血敛阴，柔肝止痛，平抑肝阳。柴胡清轻，长于疏达走窜，辛散善行，为疏风解郁之佳品；白芍之功以补养阴血见长，能柔肝平肝。柴胡与白芍配伍，既能疏肝解郁以治肝用之不达，又能柔肝益阴以补肝体，对肝气郁结引起的斑秃治疗效果甚佳。

（七）专病专方

七宝美髯丹

发为血之余，肾之华在发，肝肾精血充盈，则发黑浓密有光泽，若肝肾精血不足，轻者发黄而无泽，重则须发早白或脱落。因此杨志波教授认为，临床上治疗脱发，应先分清是生理性或是病理性脱发，甚至某些内分泌疾病或药物中的免疫抑制剂亦可导致头发脱落；其次辨明虚实。在先天禀赋不足，肾气素来亏虚之人的斑秃中，应用七宝美髯丹作为专病专方。

处方：赤、白何首乌各500g（米泔水浸三四日，瓷片刮去皮，用淘净黑豆2升同蒸至豆熟，取出去豆，晒干，换豆再蒸，日9次。晒干），赤、白茯苓各500g（去皮，研末，以人乳拌匀晒干），牛膝250g（酒浸1日，同何首乌第7次蒸至第9次，晒干），当归240g（酒浸，晒），枸杞子240g（酒浸，晒），菟丝子240g（酒浸生芽，研烂，晒），补骨脂120g（以黑芝麻拌炒）。上为末，炼蜜为丸，如弹子大（约5g），每次1丸。

（八）问诊路径

脱发出现的时间及发展情况→是否进行过治疗，效果如何→近期是否出现饮食、作息及情绪的异常→以前是否有过脱发症状→是否有白癜风、糖尿病、甲状腺疾病、抑郁症等病史及特殊用药史→是否有类似家族遗传史。

第十二节　皮肤溃疡

（一）疾病认识

皮肤溃疡是以皮肤溃烂面形成为主要临床表现的一种病理状态。按病程长短可分为急性溃疡和慢性溃疡，溃疡超过3个月即为慢性溃疡，包括血管性溃疡（动脉闭塞硬化性溃疡、静脉曲张性溃疡）、外伤性溃疡、感染性溃疡、化学性溃疡、放射性溃疡、压迫性溃疡、神经营养不良性溃疡、糖尿病性溃疡、烧伤后瘢痕上溃疡等，慢性皮肤溃疡属于中医的"顽疮""臁疮""脱疽"等范畴。慢性皮肤溃疡由于创面难以愈合且消耗甚大，给患者造成很大的心理压力和经济损失，严重影响患者的身体健康及生活质量。

（二）辨证思路

中医认为本病病机演变为"因虚感邪（风、湿、热、毒），邪气致瘀，瘀阻伤正，化腐致损"，形成了虚、邪、瘀、腐相互作用，互为因果的变化，病机特点是虚实夹杂，本虚标实，正虚血瘀为其本，湿热毒蕴为其标。

（三）治疗方案

1. 内治

根据患者的病情，大致可以分为湿热毒蕴、湿热瘀阻、正（气）虚血瘀三种分型。

（1）湿热毒蕴证

主症：多见于皮肤溃疡的炎症急性发作期。局部痒痛兼作，疮面腐肉较多，脓水浸淫，或秽臭难闻，疮周皮肤漫肿灼热。可伴恶寒发热，口干苦，小便黄赤，大便秘结。

舌象：舌质红，舌苔黄腻，脉数。

按语：湿邪积聚不散，化热熏蒸肌肤可见皮肤脓腐量多；恶寒发热，口干苦，小便黄赤，大便秘结为湿热互结，正邪相争，正气未虚的表现，舌质红，舌苔黄腻，脉数为其湿热毒蕴表现。

治法：治宜清热利湿解毒。

处方：用三妙丸、五味消毒饮加减。

苍术 10g	黄柏 10g	薏苡仁 20g	草薢 10g
白花蛇舌草 6g	蒲公英 6g	紫花地丁 6g	当归 10g
赤芍 10g	丹参 10g	生黄芪 10g	皂角刺 10g
生甘草 6g			

加减：局部焮红灼热较甚，加生地黄、牡丹皮、金银花；局部肿胀较甚，加车前子、泽泻；脓性分泌物多，气味秽臭，加茵陈、虎杖、土茯苓；疮周滋水淋漓，或伴水疱、湿疹，加苦参、白鲜皮；大便秘结者加生大黄。

（2）湿热瘀阻证

主症：多见于皮肤溃疡的炎症缓解期。局部破溃，疮面腐肉未脱，脓水淋漓。可伴口干，口苦，小便黄赤，大便秘结。

舌脉相：舌质偏红，舌苔薄黄腻，脉数。

按语：湿热夹杂，阻滞气机，湿热不去，日久化腐成脓故出现皮肤腐肉未脱，脓水淋漓之象。

治法：清热利湿，化瘀通络。

方药：三妙丸、萆薢渗湿汤加减。

苍术 10g	黄柏 10g	薏苡仁 20g	当归 10g
赤芍药 10g	丹参 10g	桃仁 10g	葛根 10g
忍冬藤 10g	生黄芪 20g	皂角刺 10g	生甘草 6g

（3）正（气）虚血瘀证

主症：多见于皮肤溃疡的肉芽组织增生期及组织重建阶段。疮面腐肉已尽，肉芽色暗淡不鲜，脓水清稀，新肌难生或不生。可伴神疲乏力。

舌脉相：舌质淡，或有瘀斑，舌苔薄，脉细。

按语：病久入里，正虚见肉芽不鲜、新肌难生，邪恋见脓水清稀，神疲体倦为其气虚之象，结合舌质淡，或有瘀斑，舌苔薄，脉细，可见为正（气）虚血瘀证。

治法：扶正化瘀，托毒生肌。

处方：方用补阳还五汤、补中益气汤等加减。

生黄芪 30g	党参 10g	当归 10g	赤芍药 10g
丹参 10g	桃仁 10g	红花 10g	地龙 10g
葛根 20g	红枣 10g		

加减：疮面苍白无华或淡红，分泌物稀薄者，加白术、茯苓、鸡血藤、丹参；疮面紫暗或青筋怒张，加水蛭；疮周皮肤发凉，加熟附子、桂枝；皮肤硬结者，加三棱、莪术、白芥子；肿胀明显者，加益母草、泽兰、路路通；气虚明显者可重用黄芪为 60~120g；血虚明显者，加鸡血藤、熟地黄、白芍；阴虚明显者，加生地黄、玄参、麦冬。

除以上几种常见证型，结合溃疡发病部位及溃疡深浅辨证用药。发于头面颈项，加菊花、白芷；上肢，加桑枝、姜黄；胸腹背部，加柴胡、夏枯草；下肢，加牛膝、独活；发于肌腠，加黄芪、麻黄、桔梗、白芷；发于肉里，加四君子汤、葛根；发于血脉，加荆芥、皂角刺；发于筋脉，加柴胡、麦芽、白芍；发于骨骼，加补骨脂、骨碎补。

2. 外治

（1）煨脓祛腐：疮面牢固覆盖较多黑色、干性坏死组织或焦痂，宜选用油膏厚敷，促使疮面基底部暴露，后行蚕食疗法清除。

（2）提脓祛腐：在脓腐多而难去之际，先短期选用八二丹掺布疮面，外用油膏提脓祛腐；在腐肉将脱尽，脓水已少时，或局部溃疡色泽较暗滞，可外掺九一丹，促使腐肉迅速脱落，出现新生肉芽组织。

（3）贴敷疗法：若局部疮周红肿灼热明显者，外用金黄膏；若局部疮周红肿灼热不甚或疮口周围发湿疹者，外用青黛膏；若局部皮肤发凉、瘀暗，外用冲和膏。

（4）浸渍疗法：若疮面渗出多者，或疮面脓色绿黑，脓水较多，稀薄如水，或有气泡，或腥秽恶臭，用黄连、马齿苋、土茯苓、土槿皮、明矾、红花等清热利湿解毒中药煎液湿敷或熏洗患处。

（5）灌注疗法：对疮缘潜行者，可用清热利湿解毒中药煎液灌注。

（6）蚕食疗法：对疮面大而深，腐肉组织难以脱落者，在感染控制的基础上，应分期分批逐步修剪清除腐肉，以不出血或稍有出血，无明显疼痛为度。

（七）专病专方

中医认为"热"为皮肤溃疡发病阶段的关键病机，"热者寒之"，故皮肤溃疡外用方中寒性的药物比例最大，此时多为皮肤溃疡初起的急性炎症反应期，多因外伤感受湿热邪毒所致，故治宜清热利湿等。但温性药物也占据一定比重，因慢性创面早期虽有湿热之象，但更有脾虚之证，寒凉伤脾，临床常用苦寒药与辛温药相配，寒热互用以和其阴阳，苦辛并进以调其升降。《疡医大全》认为"凡疮口黑晕而无血色者，乃凉药太过，宜用冲和膏加肉桂、当归，温活死血，则黑晕自退也。"溃疡日久不愈，创口下陷，创面腐肉已尽，肉芽组织灰白或水肿，边缘或见隆起"缸口"，创周皮色紫暗板硬不活，或肿胀重着，朝消暮肿，一般处于皮肤溃疡的后期，是组织重建、修复阶段，属正虚血瘀证，治宜益气活血，补虚生肌，故采用温补药物可达到扶正祛邪的目的。

（八）问诊路径

病变部位、起始时间及进展→溃疡形态、颜色→是否存在糖尿病等全身性疾病→与皮肤癌结核性溃疡鉴别→进行过何种治疗，效果如何→实验室一般检查及免疫学检查结果。